Untersuchungen zu quantitativen Stimmerkmalen
schwerhöriger und gehörloser Kinder
im Vergleich zu normalhörenden Kindern

Europäische Hochschulschriften
Publications Universitaires Européennes
European University Studies

Reihe XXI
Linguistik

Série XXI Series XXI
Linguistique
Linguistics

Bd./Vol. 208

PETER LANG
Frankfurt am Main · Berlin · Bern · New York · Paris · Wien

Susanne Zimmermann

Untersuchungen zu quantitativen Stimmerkmalen schwerhöriger und gehörloser Kinder im Vergleich zu normalhörenden Kindern

Eine empirische Untersuchung

PETER LANG
Europäischer Verlag der Wissenschaften

Die Deutsche Bibliothek - CIP-Einheitsaufnahme

Zimmermann, Susanne:

Untersuchungen zu quantitativen Stimmerkmalen schwerhöriger und gehörloser Kinder im Vergleich zu normalhörenden Kindern : eine empirische Untersuchung / Susanne Zimmermann. - Frankfurt am Main ; Berlin ; Bern ; New York ; Paris ; Wien : Lang, 1998
(Europäische Hochschulschriften : Reihe 21, Linguistik ; Bd. 208)
Zugl.: Halle, Univ., Diss., 1998
ISBN 3-631-34189-X

3
ISSN 0721-3352
ISBN 3-631-34189-X

Vorwort

Seit Jahrzehnten ist das Phänomen Stimme Forschungsgegenstand unterschiedlichster Wissenschaftszweige. Ob nun von der Sprechwissenschaft, Phoniatrie, Gesangspädagogik, Physik oder Psychologie wurde sowohl von organischer, funktioneller als auch psychischer Seite aus versucht, die Physiologie und Pathologie der Stimme zu untersuchen und zu beschreiben. Ein wesentliches Problem bei diesem Unterfangen ist und war, daß die Stimme nicht losgelöst von Entwicklungsprozessen und der psychischen Verfassung betrachtet werden darf. Stimme ist Ausdruck eines vielfältigen und schwer zu entschlüsselnden Gefüges verschiedener Regelkreise und -abläufe im Körper. Nichtzuletzt hat sie im Moment der Kommunikation als Übertragungsmittel einer großen Anzahl von Sprachlauten und von Emotionen eine Funktion, die auch von äußeren Faktoren beeinflußt wird.

Tritt nun z. B. in der Entwicklung eines Kindes ein Störfaktor hinzu, so ist mit einer veränderten Entfaltung nicht nur der Sprache und des Sprechens sondern auch der Stimme zu rechnen. Im Rahmen der vorliegenden Untersuchung wurde versucht, ein Teil des Puzzles der Stimm-, Sprech- und Sprachentwicklung, nämlich das der Stimmentwicklung bei hörgestörten Kindern, näher zu betrachten. Dazu wurde eine Seite der Stimme, und zwar die Quantität, zur Betrachtung herangezogen. Folglich liegt hier eine eher interdisziplinäre Forschungsarbeit vor, die zumindest die Sprechwissenschaft/Phonetik, die Phoniatrie/Pädaudiologie und auch die Hörgeschädigtenpädagogik mit in die Studie einbezieht.

Im Zeitraum von ca.2 Jahren wurden die Untersuchungen an den Vorschul- und Grundschulteilen für schwerhörige, gehörlose und normalhörende Kinder durchgeführt. Für den weiteren Verlauf der Untersuchung war es besonders zu Beginn von Wert, mit den kleinsten und vor allem mit den hochgradig hörgestörten Kindern bei der Messung zu beginnen, da hier aufgrund der Erschwernisse in der Durchführung 1.) die Methodik ausgearbeitet und 2.) der Rahmen für die späteren statistischen Auswertungsmöglichkeiten festgelegt werden konnte.

Des weiteren ist es von nicht zu unterschätzender Bedeutung, daß eine solche Untersuchung in den Händen einer Person bleibt, daß diese auch den Großteil der Untersuchungsmethoden selbst durchführt und innerhalb einer Methode der alleinige Untersucher bleibt. Gerade bei der Stimmfeldmessung sind die Schwankungen zwischen den Untersuchern doch ausgeprägter als erwartet. Diese Vermutung bestätigte sich schon in einer methodenähnlichen Studie, die bei Erwachsenen am Institut für Phoniatrie und Pädaudiologie der Friedrich-Schiller-Universität Jena durchgeführt wurde, aber auch in der Literatur, die in der Arbeit noch vorgestellt wird.

Die hier gewonnenen Ergebnisse der empirischen Untersuchung eines Teiles der sprechsprachlichen Kommunikation stellen Grundlagendaten dar. Es konnten zum einen bereits aus der Literatur vermutete Zusammenhänge zwischen Hör- und Stimmentwicklung bestätigt werden. Zum anderen aber zeigten sich auch recht unerwartete Resultate. Weiterhin handelt es sich hier um Ergebnisse quantitativer Art, die als Arbeitsmaterial und Basiswissen für zukünftige wissenschaftliche Untersuchungen genutzt werden sollten.

Ein weiterer Anknüpfungspunkt wäre der Transfer der Ergebnisse in die erzieherische Arbeit von Hörgeschädigtenpädagogen und auch in die therapeutische Arbeit von Klinischen Sprechwissenschaftlern und anderen in die Therapie von hörgeschädigten Kindern integrierten Therapeutengruppen, wie den Sprachheilpädagogen oder Logopäden. Auch dann wird eine interdisziplinäre Verständigung und Teamarbeit bestmögliche Resultate für die Entwicklung hörgestörter Kinder bringen.

Dem Direktor des Institutes für Phoniatrie und Pädaudiologie der Friedrich-Schiller-Universität Jena, Herrn Prof. Dr. med. habil. Jürg Hanson, möchte ich für die Möglichkeit der Bearbeitung des Themas und für die wichtigen Anregungen während der Zusammenarbeit und Betreuung meiner Arbeit herzlich danken.
Den Mitarbeitern des Institutes für Phoniatrie und Pädaudiologie gebührt mein Dank für die Unterstützung bei der Untersuchungsdurchführung und während der Fertigstellung der Arbeit.
Mein besonderer Dank gilt Herrn Dr. med. Jens-Max Hopf für die Hilfe bei der computergestützten Erhebung und Auswertung der Stimmfelder und für die freundschaftliche Unterstützung.
Darüberhinaus danke ich Herrn Dr. phil. Uwe Hollmach für die anregende Diskussion und Hilfe bei der statistischen Auswertung der Daten.
Natürlich möchte ich mich bei den Kindern und Erziehern der Schwerhörigenschule und -vorschuleinrichtung Gotha, der Gehörlosenschule und -vorschuleinrichtung Erfurt, des Kindergartens "Am Landgrafenstieg" Jena und der Grundschule "Am Marienwäldchen" Jena für die freundliche Zusammenarbeit bei der Untersuchung ganz herzlich bedanken.
Nichtzuletzt danke ich meinen Eltern für die liebevolle Unterstützung.

Jena, im August 1998 Susanne Zimmermann

(Alle maskulinen Personalformen stehen in dieser Arbeit synonym für weibliche und männliche Personen.)

INHALTSVERZEICHNIS

1 Einleitung und Zielstellung

Eine der wichtigsten Voraussetzungen für die geistige und soziale Entwicklung eines Kindes ist ein annähernd normales Hörvermögen. Beeinträchtigungen der Hörleistungen führen in unterschiedlichem Maße zu Entwicklungseinschränkungen anderer Teilleistungen. Abgesehen von den psychischen Problemen, die sowohl inter- als auch intrapersoneller Natur sein können, stellen sich auch Entwicklungsstörungen der sprechsprachlichen Kommunikation ein. Die kindliche Hörstörung ist somit Teil eines Komplexes aus primären und sekundären Störungen (Röhrs, 1984).
Über die Imitation und Perzeption der akustischen Stimuli, z. B. der Sprache von Mutter und Vater, und die Wahrnehmung eigener Äußerungen differenzieren sich beim normalhörenden Kind die stimmlichen und sprachlichen Leistungen weiter aus.
Bereits geringgradige Hörstörungen im Kindesalter führen häufig zur eingeschränkten Sprachrückkopplung und behindern sowohl die sprachlich-stimmliche Entwicklung als auch die weitere Differenzierung des Hörvermögens. Damit ergeben sich gleich zu Beginn erster Kontaktaufnahmeversuche Schwierigkeiten in der Interaktion mit der Umwelt, die dann zur Suche nach einem "Ersatzweg" über den visuellen und taktilen Kanal führen.
Neuentwicklungen auf dem Gebiet der Hörhilfen bahnen für Hörgestörte neben dem besseren Verstehen der Sprache auch den Weg zur Wahrnehmung und Erschließung einer ungenügend registrierten Sinneswelt, der eigene Stimme. Die Stimme ist ein ganz wesentliches und grundlegendes Merkmal der zwischenmenschlichen Verständigung, aber auch der Gesamterscheinung und Ausstrahlungskraft eines Menschen. Sie ist nicht nur das Medium der Übertragung der sprachlichen Inhalte, sondern Element zur Realisierung der Intonation, deren Funktion es ist, die gesprochene Äußerung zu gliedern, die Äußerungen als Aussage, Frage oder Aufforderung zu charakterisieren, wichtige Stellen der Äußerung hervorzuheben sowie die Wortfolge als ruhig-sachlich oder emotionalisiert zu kennzeichnen (Stock u. Zacharias, 1982). Das Sprechen ist darüber hinaus jedoch ein Prozeß, bei dem Respiration, Phonation und Artikulation in einem wechselseitigen Verhältnis zueinander stehen, sich gegenseitig bedingen und beeinflussen.
Untersuchungen und Darstellungen zur Physiologie und Pathologie von Sprechbewegungsabläufen und der Entwicklung der Sprache bei hörgeschädigten Kindern liegen von verschiedenen Autoren wie Erber (1981), Mártony (1965), Shibano (1966), Stadler (1968) und Ding (1991) vor. Die Autoren registrierten und beschrieben auf unterschiedliche Art die Einbußen und Veränderungen bei der Artikulation und die Entwicklung der sprachlichen Kompetenz.

Zur Untersuchung der Stimme hörgestörter Kinder finden sich weit weniger Arbeiten. Stimmliche Merkmale spielen auf den unterschiedlichen Ebenen der menschlichen Sprache jedoch eine wichtige Rolle und haben dabei ebenso unterschiedliche Funktionen. Demenstprechend variieren auch die Betrachtungsweisen von Arnold (1970), Seeman (1969), Handzel (1956), Lindner (1955), Sedlácek (1969) und Sedláckovà (1969), Eguchi et al. (1964), Ey (1962) und Belov (1992), um nur einige Autoren zu nennen. Einmal ist die Stimme im Zusammenhang mit Qualität oder/und Quantität der Laute und Artikulation im Blickfeld der Untersuchungen, ein anderes Mal ist die Stimme Beobachtungsgegenstand auf lautübergreifender Ebene.
Als Hauptmerkmal der Sprechweise Hörgestörter wird die große Sprechanstrengung bei der Artikulation aufgrund des Verlangens nach kinästhetischer Rückkopplung genannt. In ihr sieht z. B. Arnold (1970) den Auslöser für mangelhafte Koordination von Stimmgebung und Sprechatmung. So ist die Sprechweise Hörgestörter artikulatorisch, rhythmisch, dynamisch und melodisch verzerrt und die „musischen Elemente" sind im Sprechen Hörgestörter ungenügend ausgebildet (Seeman, 1969).
Den Versuch der Objektivierung solcher Einschätzungen unternahm bereits Lindner (1955, 1957). Er untersuchte z. B. Stimmen gehörloser Kinder im Vergleich zu normalhörenden, wobei er u. a. die Tonhöhenbewegungen und Stimmlagen registrierte. Mit Hilfe spektrographischer Analysen wiesen auch Sedlácek und Sedláckovà (1969) die stimmlichen Auffälligkeiten hörgeschädigter Kinder nach.

Die Erkenntnis über die Auswirkungen des unphysiologischen Stimmgebrauchs auf die Entwicklung kindlicher Stimmen hat im übrigen zu einem generellen Umdenken im Umgang mit kindlichen Stimmstörungen geführt. So wurden Konzepte zur Prophylaxe und Therapie kindlicher Dysphonien erarbeitet. Auch bei hörgestörten Kindern muß auf die stimmlichen Veränderungen therapeutisch reagiert werden., wie es z. B. Holm (1991) im besonderen bei Cochlea-Implant-Kindern und Lubé (1991), aber auch schon Boone (1971) vorschlagen. Das therapeutische Bemühen bei hörgeschädigten Kindern umfaßt somit nicht mehr nur ein isoliertes Hör- und Sprechtrainig, sondern muß im Rahmen eines hörgerichteten Spracherwerbs ebenso das Training stimmlicher Elemente einschließen.
Voraussetzung dafür ist jedoch nicht nur die Kenntnis von den stimmlichen Besonderheiten hörgestörter Kinder, sondern auch ein fundiertes Bild von den stimmlichen Leistungsparametern, deren Entwicklungsmöglichkeiten sowie möglichen Einschränkungen bei hörgestörten Kindern.

Ziel der vorgelegten Arbeit ist es deshalb, mit einer validen Methode der Stimmbeurteilung die quantitativen Stimmerkmale zu registrieren und durch vergleichende Untersuchungen der Ergebnisse den Zusammenhang zwischen Grad

der Hörstörung und Art der Phonation zu erfassen. Die Arbeit soll somit zum Verständnis der stimmlichen Entwicklung hörgestörter Kinder beitragen.
Nun bezeichnet der Begriff "quantitative Stimmerkmale" zunächst alle möglichen quantifizierbaren, d.h. meß- und berechenbaren Merkmale der Stimme, wie z. B. Grundfrequenz und Amplitude der Stimmlippenschwingungen, aber auch Teiltonmaxima und deren Energien. Dadurch ist auch die qualitative Seite der Stimme meßbar geworden. Doch interessieren im Rahmen der vorliegenden Untersuchung nicht jene qualitativen, d.h. klanglichen und auch ästhetischen Merkmale der Stimme, sondern die Grundleistungen der Stimme sowie deren Eckparameter, d. h. die Leistungsfähigkeit oder anders gesagt die *stimmliche Kondition*. Dazu zählen minimale und maximale Dynamik für jede möglichen Tonhöhe, daraus resultierend der physiologische Tonhöhenumfang, die gesamte Dynamikbreite, weiterhin der mittlere Klangkoeffizient, der in Beziehung zum parallel gemessenen "Hohen Formanten" steht, sowie die mittlere Sprechstimmlage, welche hier auditiv bestimmt wird. Diese Parameter stellen bekannte und leicht registrierbare Werte dar. Sie spielen in der täglichen Praxis von stimm-, sprech- und sprachtherapeutischen Berufsgruppen bei der Diagnosefindung sowie Therapie von funktionellen und organischen Dysphonien eine wesentliche Rolle. Ihre Messung steht in einem ökonomischen Verhältnis von technisch-zeitlichem Aufwand und Aussagekraft zur Unterstützung der therapeutischen Arbeit. Außerdem bieten die quantitativen Stimmerkmale aufgrund der Tatsache, daß sie - wie aus älterer Literatur und Akten älterer, länger bekannter Stimmpatienten ersichtlich - schon jahrzehntelang erhoben und ausgewertet werden, die Möglichkeit der direkten Vergleichbarkeit von neuen mit älteren Ergebnissen.
Als Hauptuntersuchungsmethode kommt hierbei die Stimmfeldmessung zum Einsatz, eine mittlerweile erprobte und sehr häufig durchgeführte quantitative Stimmuntersuchungsmethode. Die Stimmfeldmessung wird nicht zuletzt von Klingholz, Martin u. Jolk (1986) unter dem besonderen Gesichtspunkt wissenschaftlicher Fragestellungen hervorgehoben.
Methodik und Auswertungsmöglichkeiten der Stimmfeldmessung werden in der Arbeit dargestellt, im Hinblick auf ihre Einsetzbarkeit bei hörgeschädigten Kindern geprüft und differenziert angewandt.

Die kindliche Stimme ist seit mehreren Jahrzehnten ein bedeutender Forschungsgegenstand der sprechwissenschaftlichen Arbeit am Institut für Phoniatrie und Pädaudiologie der Friedrich-Schiller-Universität Jena. Mit der vorliegenden Arbeit soll nunmehr ein thematischer Schwerpunkt behandelt werden, der auf besondere Weise zwei aktuelle Arbeits- und Forschungsgebiete im Grenzbereich von Phoniatrie und Pädaudiologie, Stimmphysiologie und Hörgeschädigtenpädagogik, interdisziplinär verbindet.

2 Grundlagen der Stimmphysiologie

Die Darstellung der Physiologie der Stimmbildung allgemein und im besonderen der Kinderstimme sollte am Anfang der Untersuchung und Beschreibung der Veränderungen an den stimmlichen Merkmalen hörgestörter Kinder stehen, da bei Kindern grundsätzlich von anderen physiologischen Gegebenheiten auszugehen ist als bei Erwachsenen.

2.1 Phonation und quantitative Stimmerkmale

Die Stimmbildung ist in die morphologischen, funktionellen und psychischen Gegebenheiten des Organismus eingebettet. Sie ist zum einen abhängig von der Atmung, zum anderen ist sie - je nach zu bildendem Laut und unter Berücksichtigung koartikulatorischer Prozesse - direkt an der Artikulation beteiligt. Dysregularitäten können das ausgewogene Zusammenspiel aller an der Respiration, Phonation und Artikulation beteiligten Kräfte beeinträchtigen und das Gleichgewicht der Handlungsabfolgen und Bildungsweisen stören.
Die Aufgabe der Ausatemluft ist es, bei Stimmlippenverschluß als subglottischer Anblasedruck die Energie zur Aufrechterhaltung des Stimmlippenschwingungsvorganges bereitzustellen und zugleich als Träger der Energie des erzeugten Schalls zu fungieren. Dabei spielt aus stimmhygienischer Sicht die kombinierte kostoabdominale Atmung eine bedeutende Rolle, da durch sie ein ökonomisches Heranführen der Luft an die Stimmlippen möglich ist, was sowohl für die Art des Schwingungsverlaufes der Stimmlippen als auch für die Quantität und Qualität des erzeugten Schalles wesentlich ist. Produkt des Artikulierens ist der Sprachschall, der so gestaltet und im Zeitverlauf so gegliedert ist, daß er als Trägersignal des darin kodierten sprachlichen Inhalts dienen kann (Pétursson u. Neppert, 1996).

Durch die aktive Beteiligung der schließenden und spannenden Kräfte sowie die durch Glottisverengung zunehmende Sogwirkung der Ausatemluft (Bernoulli-Effekt) erfolgt der Verschluß Stimmlippen. Bereits bei Annäherung der Stimmlippen nimmt die Strömungsgeschwindigkeit in der Glottis zu und es entsteht ein Unterdruck, der dazu führt, daß sich die locker auf dem Stimmlippenmuskel aufliegende Schleimhaut subglottisch schließt. Der Verschluß wandert aufgrund der Sogwirkung nach oben. Bereits während des subglottischen Verschlusses und weiterhin beim vollständigen Glottisschlusses baut sich ein subglottischer Druck auf, der bei entsprechender Druckintensitätszunahme als Anblasedruck die Öffnung/Sprengung der Stimmlippen bewirkt. Nachdem der Druckausgleich stattgefunden hat, setzen die kurz zuvor genannten Mechanismen und Aktivitäten, wie die Rückstellkräfte an den Stimmlippen und die durch Verengung der Glottis und durch zunehmende Strömungsgeschwindigkeit abermals auftretende Sogwirkung, wieder ein, d.h. die Stimmlippen schließen sich wieder. Neuerlich kommt es zur subglottischen Druckerhöhung und zur darauffolgenden Öffnung/Sprengung der Stimmlippen. Die Schleimhaut rollt dabei auf dem muskulären Teil ab, was als Randkantenverschiebung im stroboskopischen Bild sichtbar wird. Die Theorie der Stimmbildung beruht auf myoelastisch-aerodynamischen Vorgängen, die van den Berg (1958) modellhaft dargestellt hat. Dabei haben die Muskel- und Gewebeelastizität "wesentliche Bedeutung für Einstellung, Erhaltung und Veränderung einer ungefähren Periodizität dieser zyklischen Vorgänge" (Pétursson u. Neppert (1996). So beeinflussen konstitutionelle Grundlagen, wie Länge und Dicke der Stimmlippen, das Verhältnis von muskulärem und bindegewebigem Anteil zueinander sowie die Ausprägung von Seitendifferenzen, als auch Zustandsänderungen des schwingenden Gewebes und nervale Steuerungsmechanismen das Schwingungsverhalten der Stimmlippen (Schutte, 1996). Während der Zyklen entstehen, so schreiben Pétursson u. Neppert, auf Glottisebene und darüber impulsartige Druckschwankungen. "Diese Impulse können in Vereinfachung als periodisch auftretende einzelne Knälle aufgefaßt werden". Aufgrund der kurzen Aufeinanderfolge werden diese jedoch nicht einzeln, sondern als ein kontinuierliches akustisches Ereignis, als Stimmklang aufgefaßt. Die Stimmlippenschwingungsfrequenz bestimmt dabei die "Knallfolgefrequenz", welche in spektrographischer Analyse identisch mit der Grundfrequenz ist, also der Frequenz der ersten harmonischen Teilschwingung entspricht. Die im Kehlkopf gebildeten akustischen Ereignisse sind bekanntlich keine reinen Töne (reine Sinusschwingungen), sondern Klänge, die sich aus mehreren harmonischen Teiltönen zusammensetzen, d.h. es finden mehrere periodische Schwingungen gleichzeitig statt. Diese Teiltöne stellen stets "harmonische Vielfache" von einander dar. Maßgebend für die Bestimmung der Tonhöhe des gesamtakustischen Ereignisses ist zwar die Grundfrequenz, doch sollte nach Pétursson u. Neppert weiterhin bedacht werden, daß weder "diese noch alle weiteren Teilschwingungen als diskrete Sinustöne [...] wahrgenommen werden. Die Wahrnehmung des Klanges ist weitgehend eine ganzheitliche, in deren Rahmen normalerweise lediglich die auditiven Dimensionen einer über alle Teilschwingungen integrierte Lautheit, einer durch die Pegelverteilung über diese Teilschwingungen bestimmte Qualität und einer Tonhöhe auditiv differenzierbar sind. [...] An einem Klang ist eine Tonhöhe wahrnehmbar, die mit beiden numerisch identischen Frequenzen, der Periodenfrequenz und der Grundfrequenz, korrespondiert".

Der Primärklang, d. h. die gesamte Anzahl von Teiltönen, wird bei der Artikulation durch den Anblasemechanismus in den entsprechenden Resonanzräumen des Ansatzraumes überformt. Dabei treten die Teiltöne hervor, deren Frequenz mit jener der Resonanzräume übereinstimmt. Andere Teiltöne werden dagegen gedämpft. So heben sich im spektralanalytischen Bild von Vokalen energiereiche

Teiltonmaxima hervor, die Formanten genannt werden. Für jeden Vokal ist die Formantverteilung, besonders die der ersten zwei Formanten (auch Vokalformanten genannt), aufgrund der speziellen Stellung der Artikulationsorgane spezifisch. Formanten sind dabei nach Pétursson u. Neppert (1996) Luftsäulenresonanzen und in bestimmten Fällen auch Luftkörperresonanzen. Das Ansatzrohr wirkt als Filter, der die die jeweilige Lautqualität bestimmenden Frequenzbereiche aus dem Primärschall des Stimmklanges herausfiltert.
Schutte (1990) berichtet über eine weitere zweite Druckwelle, die sich nach Schließung der Stimmlippen subglottisch aufbaut und in den Tracheobronchalbaum wandert. Dabei soll die Eigenfrequenz des Tracheobronchalbaumes eine direkte Beziehung zum zweiten Harmonischen der Grundwelle, d. h. zum "Hohen Formanten", besitzen. Der Autor schreibt später, daß das Grundprinzip der myoelastisch-aerodynamischen Stimmbildungstheorie zwar noch gültig ist, jedoch einer Ergänzung bedarf, "weil auch sub- und supraglottische Resonanzphänomene die Stimmbildung stärker beeinflussen, als bisher bekannt war" (1996).
Das Stimmsignal kann, wie bereits angedeutet, mit Hilfe der Spektralanalyse auf mögliche Teiltonmaxima und Geräuschanteile hin durchsucht werden, z. B. durch das Verfahren der Sonagraphie oder die rechnergestützt durchgeführte Fast-Fourier-Transformation, mit deren Hilfe Amplituden-Frequenz-Diagramme erstellt werden können, welche Informationen sowohl über die Momentanstruktur des stimmlichen Signals als auch deren zeitliche Veränderungen geben. Natürlich ist dadurch auch die Qualität einer Stimme, welche früher rein subjektiv bewertet wurde, meßbar geworden, z. B. durch Berechnung von "Jitter" und "Schimmer" sowie der Intensitätsmessung des "Hohen Formanten", welcher als Ausdruck starker Tragfähigkeit und Klangfülle einer Stimme gewertet wird. Grundsätzlich gilt, und dabei zeigt sich die enge Verquickung von Quantitäts- und Qualitätsmerkmalen, daß für die bestmögliche Stimmqualität die Formantabstimmung der Ansatzräume (supraglottischer, pharyngealer, oraler und/oder nasaler Resonanzraum) so zu wählen ist, daß die Teiltonenergiemaxima des primären Kehlkopfschalls optimal verstärkt werden (Schutte, 1996).

2.1.1 Frequenzregulierung

Tonhöhenveränderungen basieren auf verschiedenen Einstellungen des Spannapparates (Schutte, 1996). Die Frequenz der Stimmlippenschwingung wird durch den Grad der Stimmlippenspannung bestimmt. Daraus resultieren Länge- und Masseveränderungen der Stimmlippen. Je nach Spannungszustand der Stimmlippen sind die Anteile der Stimmlippen mehr oder weniger intensiv am Schwingungsvorgang beteiligt. Im Tieftonbereich sind die Stimmlippen aufgrund der geringeren Spannung kürzer und breiter. Mit zunehmender Tonhöhe, d.h. mit zunehmender Spannung, nimmt die Masse und der Durchmesser der Stimmlippen ab (Hollien u. Curtis, 1960; Hollien, 1962). Im unteren Bereich des Stimmumfangs

bestimmen neben den leichten Spannungsänderungen vor allem die Masseveränderungen das Grundfrequenzergebnis, was in den höheren Bereichen fast ausschließlich durch reine Spannungsveränderungen hervorgerufen wird. Zur Feinspannung der Stimmlippen trägt als innerer Kehlkopfmuskel der Stimmlippenmuskel selber bei (M.internus, syn. M. thyreoarytaenoideus; M. vocalis), weiterhin der M. cricothyreoideus als äußerer Kehlkopfmuskel (Sonninen, 1958), welcher die "Grobspannung und Rahmeneinstellung" besorgt. Für die tieferen Töne unterhalb der Sprechtonbereiches ergaben die elektromyographischen Untersuchungen von Zenker u. Zenker (1960) eine erhöhte Aktivität des M. cricopharyngeus als stimmlippenverkürzende Kraft.
Bezüglich der schnellen Luftzufuhr an die Stimmlippen bei gleichbleibender Spannung der Stimmlippen finden sich widersprüchliche Aussagen. V. d. Berg (1957) hat experimentell nachgewiesen, daß eine plötzliche subglottische Luftdruckzunahme eine kurzzeitige Tonerhöhung hervorrufen kann. Auch Schutte (1996) konnte die Beeinflussung der Tonhöhe durch den subglottalen Druck feststellen. Er schreibt weiter: "Soll ein Ton auf einer bestimmten Frequenz gehalten und allmählich lauter gesungen werden, was ja auch mit einer Steigerung des subglottischen Druckes einhergeht, läßt sich eine zwangläufige Tonerhöhung duch die Spannungsänderungen in der inneren Kehlkopfmuskulatur kompensieren". Hollien et al. (1971) dagegen fanden laryngoskopisch keine Verlängerung der Stimmlippen bei Lautstärkevariationen gleichmäßig hoch gehaltener Töne.

Die untrainierte Stimme weist nicht nur an den Grenzen des Tonhöhenumfangs oder der Dynamikbreite Schwierigkeiten auf, sondern auch in den Registerwechselbereichen. Bei starker Auffälligkeit dieser Registerübergänge mit einem deutlichem Auseinanderfallen der Register sprechen Wendler et al. (1996) auch von Registerdivergenzen. Die heute noch gültige Definition stammt von Nadoleczny (1925), welcher Register definiert als "eine Reihe von aufeinanderfolgenden gleichartigen Stimmklängen, die das musikalisch geübte Ohr von einer anderen sich daran anschließenden Reihe ebenfalls unter sich gleichartiger Klänge an bestimmten Stellen abgrenzen kann. [...] Die Register sind hervorgerufen durch einen bestimmten, ihnen zugehörigen Mechanismus der Tonerzeugung [...], der jedoch einen allmählichen Übergang von einem ins angrenzende Register zuläßt". Diese Bereiche sind es, die beim "Durchqueren" an den Kehlkopf ungewohnte Bedingungen stellen, bei stimmlich Ungeschulten deutlich wahrnehmbar sind (Wendler et al., 1996) und eine Verminderung der stimmlichen Leistungsfähigkeit hervorrufen. So fällt es gerade dort sehr schwer, einen Ton so leise und so laut wie möglich zu phonieren. Im Stimmfeld zeigen sich zumeist an diesen Stellen Einbrüche wie *schmale Taillen* eines Körpers.

2.1.2 Tonhöhenumfang

Der Tonhöhenumfang (syn. Stimmumfang) erlaubt Aussagen zur Leistungsfähigkeit des Stimmorgans und der Stimmfunktion. Wichtig ist bei seiner Messung und Bewertung die Unterscheidung von musikalischem und physiologischem Stimmumfang. Der physiologische oder auch absolute Stimmumfang erfaßt den Bereich vom tiefsten, eben noch leise anklingenden Ton bis zum höchsten Ton, auch Pfeifton genannt (Wendler et al., 1996). Beim wesentlich kleineren, musikalischen Stimmumfang finden nur solche Töne Berücksichtigung, die nach Streubel (1982) gewissen ästhetischen Gesichtspunkten genügen und nach Wendler et al. (1996) musikalisch und künstlerisch verwertbar sind, aus diesem Grund allerdings dem Untersucher auch viel Spielraum für eine Einschätzung überlassen. Tonhöhenumfänge können in Frequenzen oder Tönen bzw. Halbtönen angegeben werden, wobei dies von der Art der Untersuchungsdurchführung abhängig ist.

2.1.3 Mittlere Sprechstimmlage

Zunächst bezeichnet dieser Begriff jene "mittlere Tonlage", um welche sich beim Sprechen die Sprechmelodie mehr oder weniger stark herum bewegt, zu der sie "immer wieder - besonders bei langen Vokalen - zurückkehrt" (Arndt u. Leithäuser, 1968). Berücksichtigt werden sollte dabei, daß die wahrgenommene Tonhöhe des akustischen Schallereignisses nicht die eigentliche Grundfrequenz wiederspiegelt, sondern jenes von allen Teiltönen geprägte Gesamtergebnis darstellt.
Die Sprechstimmlage kann individuell variieren und ist von der emotionellen Lage, dem Inhalt des Gesprochenen, von äußeren Einflüssen und auch von stimmpathologischen Veränderungen abhängig. Die Sprechstimmlage wird nach Schultz-Coulon (1975) durch die in der Sprechmelodie am häufigsten auftretende Grundtonfrequenz gekennzeichnet. Sie ist im günstigsten Fall mit der Indifferenzlage identisch. Die Indifferenzlage stellt jenen Tonhöhenbereich beim Sprechen dar, in welchem der Aufwand und Nutzen der an der Stimmbildung beteiligten Kräfte am ausgewogensten ist. Sie wird von Streubel (1982) als physiologische Norm der Sprechstimme bezeichnet. Zenker u. Zenker (1960) benennen diesen Bereich als Sprechtonlage, welche nach ihren Untersuchungen der statischen Ruhelage am nächsten liegt und "in welcher die meisten Muskeln die geringste Aktivität zeigen". Sie berichten zusammenfassend: "Jede Tonvertiefung aus der Sprechtonlage führt zu einer Stimmlippenverkürzung und zu einer Aktivitätszunahme aller Muskeln des Spannsystems, in höherem Grade der verkürzenden Elemente. Umgekehrt dominieren bei der Tonerhöhung die verlängernden Kräfte, wobei aber auch die Verkürzer verstärkte Aktivität zeigen". Nach Arndt u. Leithäuser (1968) ist die Sprechstimmlage alters- und

geschlechtsspezifisch und liegt im unteren Drittel (ca. 3 bis 7 Halbtöne oberhalb der unteren Stimmbegrenzung) des absoluten Stimmumfangs. Böhme u. Hecker (1970) fanden die mittlere Sprechstimmlage bei Frauen (20. - 50. Lj.) 4-8 HT und bei Männern (gleichen Alters) 2-7 HT über der unteren Stimmgrenze. Pfau (1973) maß der Bestimmung der mittleren Sprechstimmlage große Bedeutung für die Einordnung von Männern und Frauen in die entsprechende Stimmgattung zu. Er wies auch nocheinmal auf die große Anzahl von mehr oder weniger identischen Synonama für den Begriff "mittlere Sprechstimmlage" hin und hob den Unterschied zur "mittleren Stimmlage" hervor, bei der es sich um den Ton handelt, der in der Mitte zwischen tieftsem und höchsten Ton liegt.

Als geeignete Situation zur Bestimmung der Sprechstimmlage als Bereich, in welchem der geringste Aufwand betrieben wird und welcher der soeben beschriebenen Indifferenzlage entsprechen soll, stellt sich nach Schultz-Coulons Untersuchungen (1975) an verschiedenen Sprechproben das "freie Erzählen" heraus. Nach Angaben des Autors wird dabei am entspanntesten gesprochen. Seine Versuche mit der Kaumethode nach Froeschels erbrachten keine aussagekräftigen Ergebnisse, eher große Streubreiten bei den gemessenen Sprechstimmlagen. An dieser Stelle sei bemerkt, daß Froeschels selbst darauf hingewiesen hat, daß sich die Kaumethode nicht zur Bestimmung der "Sollsprechtonhöhe", wie er sie nennt, eignet. In ihr fehlten nämlich jene "natürlichen Schwankungen" der Sprechmelodie, die normalerweise auch beim unemotionellen Sprechen zu finden sind (1969). Weiterhin besonders aussagekräftig ist nach Schultz-Coulon (1975) das Verhältnis zwischen gesamtem Stimmumfang und der Sprechstimmlage, wobei eine Stimme dann als nicht zu hoch einzuschätzen ist, wenn der "Quotient aus relativer Sprechstimmlage und Stimmumfang unter 0,25" liegt. Als relative Sprechstimmlage wird der Halbtonabstand zwischen unterer Stimmgrenze und mittlerer Sprechstimmlage bezeichnet.

2.1.4 Dynamikregulierung

Die Dynamikregulierung, so schreibt bereits Luchsinger (1946), besteht in einer "Ausbalancierung von verschiedenen entgegengesetzten oder unterstützenden Kräften, die alle für die Stimmgebung koordiniert werden müssen". Wie laut das akustische Ergebnis ist, hängt vorrangig vom Anblasedruck ab. Je mehr er steigt, um so lauter wird das Klangereignis. Dabei besteht zwischen den logarithmierten Werten von subglottischem Druck und Stimmintensität bei gleichbleibender Strömungsgeschwindigkeit (150-660 ml/s) eine annähernd lineare Beziehung (Schutte, 1996). Die Grundlage für diese Erkenntnis legte schon eine Arbeit von Isshiki (1964), der das Verhältnis zwischen physiologischen Parametern (glottischer Widerstand, Leistungsfähigkeit der Glottis, Flußrate, subglottischer Druck, Stimmintensität) auf verschiedenen Tonhöhen untersuchte. Er konnte

zeigen, daß in niedrigen Tonhöhen der glottische Widerstand in Bezug auf die Variierung der Intensitäten vorherrschte (laryngeale Kontrolle), mit steigender Tonhöhe geringer wurde und daß bei extrem hohen Tönen die Lautstärke allein von der Flußrate (Kontrolle durch die Ausatmungsmuskulatur) abhängig war. Koyama (1969) bestätigte die Wirksamkeit der wechselnden Flußrate sowie der Stimulation der laryngealen Muskulatur (Einfluß auf Frequenz u. Dauer) auf die Regulation der Stimmintensität. Er zeigte auch, daß trotz der zunehmenden Stimulation der laryngealen Nerven oder bei steigendem subglottischen Druck die Stimmintensität bei niedriger Flußrate nicht vergrößert werden kann.
Durch Stimmstärkeänderungen verändert sich natürlich der Ablauf der Stimmlippenschwingung. So werden die Phasenverhältnisse und die Schlußphase innerhalb ein Stimmlippenschwingungszyklus überwiegend von Stimmstärkeveränderungen hervorgerufen. Bei Zunahme der Stimmstärke verkleinert sich der Offenquotient, die Schließungsphase verkürzt sich und die Randkantenverschiebung nimmt zu (Schutte, 1996). Untersuchungen zur allmählichen Steigerung der Lautstärke beim Phonieren, d. h. beim Crescendophonieren, führte auch Hacki (1990) mit Hilfe der stroboskopischen wie auch der elektroglottographischen Messung der Offenquotienten durch und fand die bereits von Luchsinger (1946), Timcke et al. (1958) und Wendler (1967) beobachteten Merkmale der Schwingungsamplitudenzunahme und Schlußphasenverlängerung bei steigender Lautstärke bestätigt.

2.1.5 Dynamikbreite

Einen Ton auf allen Tonhöhen so leise wie möglich nachzusingen, verlangt also einen ausgewogenen Einsatz des subglottischen Anblasedruckes bei optimaler Schließung der Stimmlippen und Überwindung des glottischen Widerstandes. Das erfordert an den Grenzen des Tonhöhenumfanges eine gewisse Geschicklichkeit im Umgang mit der eigenen Stimme und ist erfahrungsgemäß von stimmlich geschulten und stimmgesunden Personen leichter zu bewältigen als von stimmlich ungeschulten oder stimmkranken Personen. Eine Dynamiksteigerung bei der Phonation ist zumeist abhängig von der Fähigkeit, den subglottischen Anblasedruck entsprechend zu erhöhen. Daß eine maximale Lautstärke mit ausreichender Tonreinheit zustandekommt, setzt aber auch das "Noch"- Schließen der Stimmlippen an den Grenzen der Tonhöhenumfänge voraus. Funktionelle Fehlleistungen der Phonation sowie auch pathophysiologische Veränderungen am Stimmorgan zeigen sich somit verstärkt in den Grenzgebieten der Stimme, d.h. beim Singen höchster und tiefster Töne und beim sehr lauten und sehr leisen Phonieren. Diese Beobachtung bestätigt sich bei der täglichen Erhebung von Stimmbefunden. So versagt oftmals eine in der entspannten Unterhaltungsituation fast normal klingende Stimme bei der Untersuchung in den eben genannten Grenzbereichen. Wie aus dem Gesagten zu folgern ist, stellen die Sprechdynamik und im Besonderen die Dynamikbreite wichtige quantitative Merkmale der Stimme dar. Die Dynamikbreite umfaßt somit den Bereich vom leisesten bis zum lautesten möglichen Ton, welcher noch phoniert werden kann. Sicher bestünde auch hier die Möglichkeit, eine Unterscheidung zwischen subjektiv empfundener, ästhetischer und physiologischer Dynamikbreite vorzunehmen, so, wie auch "Rufen" und "Schreien" zwei unterschiedlich zu bewertende Lautheitsgrade darstellen. Da es jedoch im Rahmen dieser Untersuchung um die Bestimmung der maximalen stimmlichen Leistungsfähigkeit bei normalhörenden und hörgestörten Kindern geht, wird hier speziell nur auf die physiologische Dynamikbreite eingegangen.

2.2 Besonderheiten der Phonation und quantitative Stimmerkmale bei Kindern

Die vorliegende Literaturübersicht zur Kinderstimme versucht einen Überblick über wesentliche Ansichten bezüglich der Entwicklung und Beschaffenheit der kindlichen Stimmphysiologie zu geben. Da sich bei der Durchsicht der bisher vorliegenden Untersuchungen die durch die Akzeleration hervorgerufenen Veränderungen in der stimmlichen Leistungsfähigkeit über die Jahrzehnte hin als ein zentrales Thema andeutete, sollten hier auch ältere Ergebnisse zur Stimmentwicklung und Leistungsfähigkeit von Kindern Erwähnung finden. Dabei wird bewußt Wert auf die Zitierung der Orginalarbeiten gelegt, da teilweise die Herangehensweise an den Untersuchungsgegenstand und die Auswertung der Ergebnisse der jeweiligen Autoren wesentliche Aussagen zu den stimmlichen Gegebenheiten und Entwicklungstendenzen erlauben.

Nach Frank (1994) unterscheiden sich bereits die Atemformen der Kinder von jenen bei Erwachsenen. Ausgehend vom Neugeborenen, das eine Atemfrequenz von 50/min aufweist, steigt diese im ersten Lebensjahr auf die Frequenz von 62 bis 68/min, sinkt bis zur Pubertät wieder kontinuierlich und beträgt nach dem Stimmbruch 16/min. Nadoleczny (1925) nennt für die Ruheatmung folgende Zahlen: Kinder im Alter von 5 Jahren atmen 26mal, Jugendliche zwischen 15 und 20 Jahren durchschnittlich 20mal und Erwachsene 16 bis 20mal in der Minute. Für die Stimmatmung konnte er feststellen, daß sich erst mit Beginn der Sprechperiode eine wohlkoordinierte Sprechatembewegung zwischen Bauch- und Brustatmung (kostoabdominale Atmung) anbahnt. Aber auch das Schulkind verfügt noch nicht über eine so langsame Sprechatmung wie Erwachsene. Es atmet beim Sprechen häufiger ein. Zu vermuten ist hierbei, daß mit ungenügendem Glottisschluß, auf den im nächsten Abschnitt näher eingegangen wird, der Luftverbrauch mit und ohne Druck (zur Überwindung des stimmlichen Defizits, "Hauchs") steigt, abgesehen natürlich vom geringeren Lungenvolumen beim Kind. Eine bevorzugte Bauchatmung (66,5%) sowie ebenfalls eine maximale Atemfrequenz von 24 bis 26

Atemzügen pro Minute konnte Spieker-Henke bei 4- bis 7-jährigen Kindern während des Sprechens registrieren (1974).

Für den Beginn der stimmlichen Entwicklung im Kindesalter können drei Phasen unterschieden werden: 1. Phase des Säuglingsalters von 0 bis 1 Jahr, die 2. Phase des Kleinkindalters von 1 bis 3 Jahren und die 3. Phase des Kindergartenalters von 3 bis 6 Jahren (Gless, 1970). Bereits in der ersten Phase lernt das Kind Höreindrücke zu verarbeiten und seine Stimmwerkzeuge zu gebrauchen. Bis zum Stimmbruch entfaltet sich die Stimme qualitativ und quantitativ weiter. Die Auseinandersetzung mit den eigenen stimmlichen Werkzeugen und dem akustischen Feedback, deren Ausdifferenzierung sowie Konditionierung in den darauffolgenden Phasen, stellen die Grundlage für die spätere Geschicklichkeit und Fertigkeit im Umgang mit der Stimme dar.
Wie bereits erwähnt, zählen zu den hier relevanten quantitativen Merkmalen der Stimme die mittlere Sprechstimmlage, der Tonhöhenumfang (je nach Fragestellung musikalischer oder physiologischer Umfang), die mittlere Lautstärke, mit der gesprochen wird, und die gesamte Dynamikbreite, d.h. der Bereich zwischen geringster und größtmöglicher Lautstärke. Quantitativen Elementen des Sprachsignals, auf der Zeitachse und auf der suprasegmentalen Ebene betrachtet, können sinnspezifizierende Funktionen zukommen. Die registrierbaren Merkmale des Stimmsignals wie Höhe, Intensität und Dauer finden sich modifiziert im gesamten Sprechablauf wieder und entfalten sich entsprechend der Kommunikationssituation und -anforderung. Als suprasegmentale, d.h lautübergreifende Mittel der Bedeutungspezifizierung haben sie ihren Ursprung in den ersten emotionalen Kundgebungen im Säuglingsalter. Nach Sedlácková liegt jedoch erst einmal nur ein "einfacher angeborener Reflex mit einer einfachen, biologisch fundamentalen Kommunikation" (1969) vor. Die Autorin konnte anhand ihrer spektrographischen Untersuchungen an Stimmen Neugeborener die geringe Ausprägung des Grundtones (F0) zeigen. Die damit einhergehende stärkere Präsenz der Formanten unterstreicht die reflektorische Natur der ersten Schreie der Säuglinge. Erst mit Einsetzen der auditiven Kontrolle geschieht die Verknüpfung der stimmlichen Äußerungen mit semantischen Elementen der jeweiligen Muttersprache. Dies stellt den Beginn der Entwicklung eines kommunikativen Prozesses dar, welcher Grundbedingung für die Sprachentwicklung und somit Grundlage für die Ausdifferenzierung intellektueller Leistungen ist. Neben hereditären und rein konstitutionellen Faktoren spielt auch die Nachahmung bei der Entwicklung der Stimme eine wesentliche Rolle.

Für die weitere stimmliche Entwicklung muß bei Kindern, was das Schwingungsverhalten der Stimmlippen angeht, von einigen anderen physiologischen Grundvorraussetzungen ausgegangen werden als bei Erwachsenen. Als Grundlage für folgende Überlegungen sollen die Ergebnisse der von Sedlácková (1961) und Siegert (1972) durchgeführten stroboskopischen Untersuchungen an gesunden kindlichen Kehlköpfen stehen. Erstgenannte Autorin registrierte anhand der optischen Bilder zwar auch 3 Register, die jedoch nicht bei jedem Kind ausgebildet waren. Im Brustregister beginnt die Öffnung der Stimmlippen an der hinteren Kommissur und es folgen seitwärts ausholende Stimmlippenbewegungen. Im Gegensatz zum vollständigen Glottisschluß im Mittelregister, in dem sich auch allmählich die undulierenden Bewegungen der Stimmlippen glätten, fand sie einen feinen durchgängigen Spalt im Kopfregister. Siegert (1972) erblickte im Bereich der Frequenzen von 220 bis 300 Hz kurze, dicke, durch das Nichtaufrichten der Epiglottis nur schlecht einsehbare Stimmlippen, die einen durch eine leichte Außenrotation der Aryknorpel bedingten unvollständigen Glottisschluß (breites Dreieck) aufwiesen. Die Randkantenverschiebung war dabei gut zu erkennen. Ab 320 Hz läßt die aufgerichtete Epiglottis den Einblick auf die sich nunmehr streckenden Stimmlippen zu, welche dann zwischen 350 bis 450 Hz parallel zu einander stehen, lang und verschmälert sind. Bei vier Fünftel der Probanden lag wiederum ein unvollständiger Glottisschluß in Form eines feinen kurzen oder bis zur Mitte reichenden Dreiecks vor. Bei einem Drittel wurde ein seitengleiches Schwingungsbild vermißt. Oberhalb 500 Hz sind die Stimmlippen maximal gespannt, verschmälert, die Amplitude ist erheblich verkürzt und die Glottis zeigt einen feinen linearen Spalt. Zusammenfassend muß bei Kindern von einer mit zunehmender Stimmhöhe sich verstärkenden Glottisinsuffizienz ausgegangen werden. In dem Bemühen, diese Unvollkommenheit des Glottisschlusses zu überwinden, müssen und werden oftmals bei bestehendem Kommunikationsverlangen und dem Willen sich durchzusetzen zu große Anforderungen an den kindlichen Kehlkopf gestellt. Die Auswirkungen dessen schlagen sich in den hohen Zahlen von kindlichen Dysphonien nieder. So fanden z. B. schon Flatau u. Gutzmann (1908) bei ca. 43 % aller Schulkinder im Alter von 5 bis 11 Jahren beiderlei Geschlechts eine chronische Heiserkeit funktioneller und/oder organischer Genese. Kittel (1984) nennt für die kindlichen Dysphonien im Vorschulalter die Zahl von 23 %, die aber durch das in der Schulzeit eintretende ’Zwangsschweigen” zurückginge. Wuttke fand bei 28,3 % eine "sekundär gefährdete" und bei 18 % der von ihr untersuchten Vorschulkinder eine "auffällig pathologische Sprechstimmfunktion" (1988). Böhme u. Rosse (1969) unterstreichen, daß im Kindesalter vor allem Jungen von der Entstehung von Stimmlippenknötchen betroffen sind.

Wie bereits erwähnt, hat Sedlácková (1961) auch bei Kindern die drei wichtigsten Register feststellen können, wenn auch nicht bei allen Kindern. Untersuchungen zum Umfang der Register bei Sopran- und Altstimmen eines Knabenchores führte Holtmann (1986) durch und fand für die Stimmgattungen fast übereinstimmende Ergebnisse. Unterschiede zeigten sich eher zwischen den Registern. So fielen besonders die breit angelegten Brustregistertonhöhenumfänge und -dynamikbreiten im Vergleich zu Mittel- und Kopfregister auf. Über die Problematik der schwer zu bestimmenden Register bei Kindern berichten Frank et al. (1979).

2.2.1 Tonhöhenumfang

Als wichtiges quantitatives Merkmal zur Beurteilung der Leistungsfähigkeit einer Stimme fanden Tonhöhenumfänge und deren Registrierung schon frühzeitig große Beachtung. Im Zusammenhang mit den vergleichenden Untersuchungen der hier zu untersuchenden jüngeren und älteren Kindern interessiert ganz besonders die Veränderung des Entwicklungsumfanges von quantitativen Stimmleistungen bei Kindern über die Jahrzehnte hin. Aus diesem Grund werden auch recht frühe Arbeiten und deren Ergebnisse besprochen. Bereits 1900 wurden durch Paulsen und 1907/1908 durch Flatau u. Gutzmann sen. Tonhöhenumfänge von Neugeborenen, Kleinkindern und Kindern gemessen. Ausgehend vom Säuglingsschrei, der von letztgenannten Autoren um "a1"/"h1" registriert wurde (damals "a1" noch mit 435 Hz angegeben), untersuchten sie u. a. die Stimmumfänge von 575 Jungen und Mädchen im Alter von 5 bis 16 Jahren (1908). Der Tonhöhenumfang nahm z. B. von 7 Halbtönen (HT) im 7. Lebensjahr auf 19 HT ("a" bis "e2") bei Jungen und 22 HT ("a" bis "fis2") bei Mädchen im 10. Lebensjahr zu. (Es werden hier jeweils nur Stimmumfänge jener Alter angegeben, die für die vorliegende Untersuchung relevant sind). Paulsen (1900) untersuchte ca. 4100 Kinder im Alter von 6 bis 15 Jahren. Er ermittelte Umfänge von "d1" bis "a1" im 6. Lebensjahr bis hin zu "c1" bis "d2" (m.)/"e2" (wbl.) im 10. Lebensjahr (zitiert bei Hell, 1938). Froeschels (1920) und Gärtner (1929) maßen bei den einzelnen Altersstufen wesentlich größere Stimmumfänge als die eben genannten Autoren. Gärtner (1929) z. B. registrierte die Stimmumfänge bei 259 Kindern im Alter von 6 bis 14 Jahren. Sie reichten von "c1" bis "fis2" bei Jungen und "h" bis "e2" bei Mädchen im 6. Lebensjahr bis zu "ges" bis "f2" bei Jungen und "g" bis "g2" bei Mädchen im Alter von 10 Jahren. Genaue Angaben zu den Stimmumfängen aller Altersstufen der wichtigsten Autoren finden sich im Kapitel "Diskussion" in der Tabelle "Vergleich der Halbtonumfänge aus der älteren Literatur mit den Ergebnissen der vorliegenden Arbeit".

An dieser Stelle soll eine weitere, ältere Arbeit zur Untersuchung von Stimmumfängen sehr kleiner Kinder von Garbini aus dem Jahre 1892, zitiert bei Hell (1938), genannt werden. Garbini fand ohne Unterschied des Geschlechts für Kinder des 3. und 4. Lebensjahres einen durchschnittlichen Umfang von 4,5 Halbtönen ("d1" bis "a1"/"h1"), für das 4. bis 5. Lebensjahr von 5,5 Halbtönen ("d1" bis "h1"/"c2") und für 5- bis 6-Jährige von 6 Halbtönen ("d1" bis "c2" bei wbl. 6-jhr. und "d1" bis "e2" bei m. 6-jhr. Kindern). Im Vergleich zu jüngerer Literatur sind dies jedoch recht geringe Stimmumfänge und bereits an dieser Stelle muß auf die Auswirkungen der Akzeleration der Stimme und die dadurch

hervorgerufenen Zunahmen stimmlichen Leistungsvermöens also auch der Tonhöhenumfänge in den letzten Jahrzehnten hingewiesen werden.
Hartlieb (1957) bemängelte im Zusammenhang mit Bewertungen der kindlichen Stimme die einseitige Betrachtung der Jugendstimme ausschließlich nach deren gesanglicher Brauchbarkeit. Nach seiner Meinung ist beim Kleinkind der Stimmumfang bereits mit 3 Oktaven angelegt. Zusätzlich beobachtete er bei seinen Untersuchungen eine Verknüpfung von tief angelegten Stimmen mit großen Stimmumfängen und hoch angelegten Stimmen mit einem geringen Gesamttonumfang. 1935 schrieben auch van Oordt u. Drost, daß selbst ganz kleine Kinder über einen großen Umfang verfügen. Auf die in diesem Zusammenhang bereits im frühen Kindesalter nicht selten anzutreffenden relativ hoch angelegten oberen Stimmbegrenzungen von "d2" oder "e2" weist Gless (1970) hin. Daten von Stimmumfängen im Bereich von 290 bis 508 Hz ("d1" bis "h1/c2"), die Ringel u. Kluppel (1964) in den ersten 4 bis 40 Lebensstunden von Neugeborenen aufzeichneten, sprechen gleichermaßen für diese Ansicht. Robb u. Saxman (1985) konnten auch für den folgenden frühzeitigen Entwicklungszeitraum vom 11. bis zum 25. Lebensmonat einen sehr weiten Stimmumfang von durchschnittlich "e" bis fast "f3" registrieren. Die zuletzt angesprochene Periode scheint aus verschiedenen Gründen für die stimmliche Entwicklung interessant zu sein. Zum einen setzen Veränderungen bezüglich der Verbindung der semantischen Ebene mit intonatorischen Mitteln ein, deren Realisierung eine beginnende Ausdifferenzierung der stimmlichen Fähigkeiten bedeuten. Andererseits findet auch eine wesentliche Massen- und Längenzunahme der Stimmlippen statt. Insgesamt wachsen nach Hirano et al. (1981) die Stimmlippen von 2 mm nach der Geburt bis 5 mm im 3. Lebensjahr. Maddern et al. (1991) wiesen weiterhin auf die sich ändernde Stellung und Lage des Kehlkopfes und der Stimmlippen mit steigendem Alter hin. So befindet sich die untere Grenze des Ringknorpels nach der Geburt in Höhe des 3. und 4. Halswirbels, im 2. Lebensjahr sinkt sie bis auf C5, mit 5 Jahren auf C6 und bis zum 15. Lebensjahr auf die Höhe von C6 bis C7. Auch führen nervale Reifungsprozesse zu einer sich ständig verbessernden Kontrolle laryngealer Abläufe. Sie stellen ebenfalls die Grundlage zur Realisierung längerer kommunikativer Aufgaben z. B. im Rahmen der Entwicklung der Syntax dar und finden ihren Ausdruck in der Ausdifferenzierung der quantitativen Stimmerkmale (Netsell, 1981). So tritt neben den Ausbau der semantischen Ebene das Übergangsstadium von einfachen Lautwiederholungen zu kleinen morphologischen Einheiten. Das zunehmende Sprechen fordert somit seine Dienste vom Stimmorgan. Man kann davon ausgehen, daß das häufige und längere Sprechen die stimmliche Ausdifferenzierung antreibt und bedingt. Zum einen finden sich zwar, wie gezeigt wurde, sehr umfangreich angelegte Stimmen schon kurz nach der Geburt, zum anderen bringt offensichtlich jedoch der bewußtere Umgang mit dem Stimmorgan während der Sprachentwicklung noch eine weitere Ausdifferenzierung der stimmlichen Leistungsfähigkeit mit sich.

Neuere Untersuchungen zu Tonhöhenumfängen bei Kindern liegen sowohl von Böhme u. Hecker (1970) als auch Frank u. Sparber (1970 a, b), Frank et al. (1979) sowie Frank u. Tesarek (1980) vor. Böhme u. Hecker untersuchten 271 Kinder und Jugendliche im Alter von 6 bis 17 Jahren und fanden im Zusammenhang mit gerontologischen Untersuchungen zum Stimmumfang und der Sprechstimmlage gleichermaßen eine allmähliche Zunahme des Stimmumfangs in der Schulzeit bei beiden Geschlechtern um 7 Halbtöne. Sie kamen zu dem Ergebnis, daß "ein lückenloser Verlauf der alternsbedingten Funktionsänderungen der menschlichen Stimme vom Kindesalter bis zum Greisenalter" (1970) vorliegt. Mit dem Hinweis darauf, daß in allen untersuchten Jahrgängen die oberen und unteren Stimmgrenzen tiefer gegenüber Untersuchungsergebnissen von vor 40 und mehr Jahren lagen, werfen sie erneut die Frage auf, ob diese Verschiebungen nicht Folgen eines allgemein zunehmenden Größenwachstums des Menschen und damit auch seines Kehlkopfes sein könnten.
Zu einer ähnlichen Einschätzung kamen Frank et al. (1970 a, b, c; 1979; 1980). Sie untersuchten die wohl größte Anzahl von Kindern und Jugendlichen, etwa 7200 Probanden. Nach ihren Angaben haben die Kinder, bedingt durch die Akzeleration der stimmlichen Entwicklung, "bereits durchschnittlich mit 7 Jahren den Stimmumfang, welchen sie früher erst mit 11 Jahren erreichten" (1970 b). So stellten sie auch das Einsetzen der Absenkung der oberen Tongrenze bei den Jungen ab dem 11. Lebensjahr und nicht erst mit dem 15. Lebensjahr fest. Aufgrund der anhaltenden Akzeleration der stimmlichen Entwicklung scheint es ihnen weiterhin kaum noch möglich, jährliche Untersuchungsergebnisse zu unterscheiden. Vielmehr waren Unterschiede in den Tonumfängen innerhalb der von ihnen eingeteilten Alterstufen augenscheinlich. Die einzelnen Stimmumfänge liegen für 3-jährige Kinder im Bereich von "h" bis "h1", für 4- und 5-jährige Kinder von "b" (wbl.)/ "h" (m.) bis "c2", für 6-jährige Kinder von "a" bis "e2" (wbl.) und "h" bis "f2" (m.) (in diesem Alter werden bekanntlich verschiedene Anforderungen an die Stimmen gestellt, je nachdem ob die Kinder noch den Kindergarten besuchen oder schon Schulkinder sind), 7- bis 14-jährige Kinder von "f" bis "g2" (Prämutation), "c" bis "e1" (Mutation) und "G" bis "c1" (Postmutation) (1980). Bereits bei den drei- bis fünfjährigen Kindern ließ sich ein allgemeines Absinken der Sprechstimmlage und eine Ausweitung des Stimmumfanges im Vergleich zu früheren Angaben erkennen.
Gerber u. Köhler (1974) bestätigten bei den 4- bis 12-jährigen Kindern ein kontinuierliches Ansteigen der Tonumfänge von 20 Halbtönen bei den 4- bis 5-jährigen bis zu 30 Halbtönen bei den 12-jährigen Kindern. Bei den erwähnten größeren Stimmumfängen fanden sie Spitzentöne bis "d3" und "f3" und Tiefsttöne um "d" bei den Jungen und "e" bei den Mädchen, und dies trotz der Tatsache, daß musikalische Umfänge gemessen wurden (!).
Holtmann (1986) bestimmte mit Hilfe der Stimmfeldmessung bei vierzig 9- bis 13-jährigen Chorsängern Tonhöhenumfänge für Sopranstimmen von durchschnittlich

29,6 Halbtönen ("e" bis "h2") und für Altstimmen von 28,2 Halbtönen ("d" bis "gis2"). Eine weitere Unterteilung der Ergebnisse nach dem Alter fand jedoch nicht statt.

Der vorliegende Überblick verdeutlicht die Unterschiedlichkeit der Ergebnisse. Ursachen dafür sind vor allem in der Verschiedenheit der Untersuchungsdurchführungen und -bedingungen zu suchen:

- Untersuchung stimmlich ungeschulter oder stimmlich geschulter Probanden,
- unterschiedliche Stimuli (verschiedene Instrumente),
- wurde vorgesungen, dann entweder durch eine Frau oder durch einen Mann (stimmlich geschult oder ungeschult),
- wechselnde Vokale und Konsonanten, auf denen nachgesungen wurde,
- Messung des physiologischen oder des musikalischen Stimmumfanges,
- unterschiedliche Art der statistischen Auswertung (so schlugen z. B. Flatau u. Gutzmann (1908) vor, die Häufigkeiten von erbrachten Halbtonumfängen anzugeben, anstatt die reinen Mittelwertberechnungen durchzuführen, wie sie in den meisten anderen Untersuchungen zu finden sind).

Als sicher gilt, daß eine Ursache auch im Probandengut selbst zu suchen ist, welches sich, von stimmphysiologischer Seite aus betrachtet, über die Jahrzehnte hin verändert hat. Ausschlaggebend dabei ist die bereits erwähnte Akzeleration der Stimmentwicklung. Schilling u. Karthaus (1960/61) fanden bei ihren Untersuchungen zu dieser Frage die ersten Anzeichen einer Mutation bereits bei 9-Jährigen und nicht, wie von Paulsen 1900 gemessen, erst bei 12-Jährigen. Dies bedeutete eine Vorverlagerung der Prämutation um 3 Jahre und die Vorverlegung der Mutation um 1 Jahr mit einem verfrühten Abschluß um 2 Jahre.

2.2.2 Mittlere Sprechstimmlage

Wie bereits erläutert wurde, bewegt sich nach Flatau u. Gutzmann sen. (1907) beim Neugeborenen die "Schrei-Melodie" um den Kammerton "a1". Parallel zur erwähnten Erweiterung der Stimmumfänge findet zugleich eine Verlagerung der Sprechstimmlagen statt.
Frequenzanalytische Untersuchungsergebnisse zur mittleren Grundfrequenz bei schreienden Neugeborenen führten Ringel/Kluppel (1964) durch und registrierten durchschnittlich 413 Hz. Laufer/Horii (1977) ermittelten bei 0-4 Monate alten ebenfalls schreienden (Hungerschreie) Babys durchschnittlich 335 Hz und Fairbanks (1942) bei Kleinkindern (ungeschrieen) im 1.-9. Monat im Mittel 556 Hz. Bei Ein- bis Dreiwortäußerungen von 11-25 Monate alten Kleinkindern konnten McGlone (1966) mit 443 Hz und Robb u. Saxman (1985) mit 357 Hz eine Senkung der Grundfrequenz feststellen. Die Literaturdurchsicht zeigt, daß die

Grundfrequenz der Sprechstimmlage vom Alter und vor allem vom Untersuchungsmaterial abhängig ist.
Ursache für das allmähliche Absinken der Grundfrequenz mit Zunahme des Alters bereits bei Kleinkindern ist nach Meinung von Robb u. Saxman (1985) das physische Wachstum und die physiologische Reifung des Larynx in den ersten drei Lebensjahren. Hier sei nochmals auf die Untersuchungen von Hirano et al. (1981) zur Morphologie der Kehlköpfe von Babys und Kleinkindern hingewiesen, die eine annäherungsweise Verdopplung der Länge der Stimmlippen von ca. 2 mm nach der Geburt auf über 5 mm im dritten Lebensjahr feststellen konnten. Die von Robb u. Saxman untersuchten Kinder im Alter vom 11. bis zum 25. Lebensmonat wiesen jedoch auch eine relativ große Variabilität der Grundfrequenz auf, welche sie als Resultat der Interaktionen zwischen Alter und sprachlicher Entwicklung deuteten. Daß die sprachliche Entwicklung nicht allein durch die Entfaltung intonatorischer Fähigkeiten gekennzeichnet ist, sondern auch durch die räumlich-zeitliche Koordination des Systems der Sprechmotorik mit steigender Stabilisierung der Stellung, Gestaltung und Bewegung der Artikulationstrukturen, schreibt Netsell (1981). Eingeschlossen sind dabei auch die Phonationstrukturen. Antreibende Kraft ist die Notwendigkeit zur Annäherung an eine sinnvolle, in der Kommunikation erfolgreiche Sprechweise und Stimmführung. Auch hier sind die Bedingungen für die Veränderung der Sprechstimmlagen im beschriebenen Ursachengefüge des Einsetzens der sinnvollen Markierung der stimmlichen Äußerungen mit den von der Muttersprache vorgegebenen Melodieverläufen, der zunehmenden Länge der syntaktischen Einheiten, der nervalen Reifung sowie im Größenwachstum als auch der Positionsänderung der Stimmlippen und des Kehlkopfes zu sehen.
Andere Autoren bestätigen anhand ihrer Untersuchungsergebnisse die Ansicht von der allmählichen Vertiefung der Sprechstimmlagen mit zunehmendem Alter. Für das Alter von 3 bis 5 Jahren registrierten Frank et al. (1979) Sprechtonhöhen von "d1" und für 6-Jährige die Höhe von "c1" (Frank u. Tesarek, 1980). Böhme u. Hecker (1970) nennen für die Kinder des beginnenden Schulalters die am häufigsten aufgetretene Tonhöhe von "c1"/"cis1" beim Reihensprechen. Für ältere Kinder ermittelten sie beim entspannten Zählen durchschnittlich folgende Sprechstimmlagen:

für das weibliche Geschlecht	und für das männliche Geschlecht
- 6-jährige cis1 bis c1,	- 6-jährige k.A.,
- 7-jährige cis1 bis h,	- 7-jährige c1 bis d1,
- 8-jährige cis1 bis h,	- 8-jährige c1 bis cis1,
- 9-jährige c1 bis h,	- 9-jährige h bis cis1
- 10-jährige c1 bis h	- 10-jährige b bis c1.

Der von ihnen ermittelte Abstand zur unteren Grenze des Tonhöhenumfanges betrug durchschnittlich bei den Mädchen im 6. Lebensjahr 2-3 Halbtöne (HT), im 7. und 8. Lebensjahr 2-4 HT und im 9. und 10. Lebensjahr 3-4 HT. Bei den Jungen betrug er im Durchschnitt 3-5 HT.
Anders als Böhme u. Hecker fand Bennett (1983) in einer 3-jährigen Longitudinalstudie vom 8. bis zum 11. Lebensjahr bezüglich Sprechstimmlagen keine Unterschiede zwischen den Geschlechtern, bestätigte jedoch auch eine jährliche Vertiefung.
Daß für die Bestimmung der mittleren Sprechstimmlage die Lautstärke und Art des Vokals, auf dem phoniert wird, eine wesentliche Rolle spielt, haben Glaze et al. (1990) nachgewiesen. Sie untersuchten 53 Jungen und 44 Mädchen im Alter von 5 bis 11 Jahren und ermittelten von den jeweils leise, mittellaut und laut gesungen Vokalen „a“ und „i“ u. a. auch die Grundfrequenz. Dabei veränderte sich die Tonhöhe mit wechselnder Lautstärke und war für alle „i“-Darbietungen höher als für das „a“: 228 Hz bei leise gesungenem „a“ bis 282 Hz bei laut gesungenem „a“ im Gegensatz zu 234 Hz beim leise gesungenen „i“ bis 303 Hz beim laut gesungenen „i“. Die Grundfrequenz steht also in durchaus enger Beziehung zur Lautstärke- bzw. Dynamikregulierung.

2.2.3 Dynamikbreite

Literatur über die Dynamikverhältnisse bei Kindern ist kaum zu finden. Das verwundert, denn oft ist es der unphysiologische Lautstärkeeinsatz, der entweder gekoppelt mit falschen Spannungsverhältnissen am Kehlkopf und an den Stimmlippen oder auch separat zu einer ungünstigen Beeinflussung des Schwingungsverhaltens der Stimmlippen führt. Die stärkere Berücksichtigung von Dynamikverhältnissen bei der Betrachtung stimmphysiologischer Zustände erlaubt jedoch einen besseren Einblick in das Bedingungsgefüge gesunder und kranker Kinderstimmen. Frank (1994) weist z. B. im Rahmen von Lautstärkemessungen bei Kindern auf die wichtige Tatsache hin, "daß Kinderstimmen sehr leicht in Bezug auf die Lautstärke überfordert werden können".
Eine erste quantitative Berücksichtigung der kindlichen Lautstärke findet im Zusammenhang mit einer sonagraphischen Untersuchung von Ringel u. Kluppel (1964) an Säuglingen beiderlei Geschlechts statt. Der durchschnittliche Schalldruck beträgt bei einer durchschnittlichen "Schreitonhöhe" von 413 Hz immerhin 82 dB.
Die nächsten Angaben zur Lautstärke finden sich erst für Kinder im 6. Lebensjahr. Bei ihren Untersuchungen von Kindern dieses Alters ermittelten Frank u. Tesarek (1980) einen durchschnittlichen Mittelwert von 65 dB bei einem Maximum von 80 dB und einem Minimum von 55 dB sowohl beim weiblichen als auch beim männlichen Geschlecht.

Im Rahmen der Stimmfeldmessung von Holtmann (1986) an 40 jungen Sängern (Sopran und Alt) im Alter von 9 bis 13 Jahren wurden Dynamikbreiten bei beiden Stimmgattungen zusammengefaßt und mit durchschnittlich 35,2 dB im Brust-, 34,8 dB im Mittel- und 32,7 dB im Kopfregister angegeben.
Glaze et al. (1990) untersuchten 53 Jungen und 44 Mädchen im Alter von 5 bis 11 Jahren. Sie ließen, wie bereits erwähnt, von den Kindern die Vokale „a" und „i" leise, mittellaut und laut singen. Die mittlere Lautstärke entsprach dabei 64 dB (leise gesungen) bis 86 dB (laut gesungen) für „a" und 66 dB (leise gesungen) bis 83 dB (laut gesungen) für „i".
Wie den Angaben zu entnehmen ist, fehlt leider eine alle Alterstufen umfassende und unter gleichen Bedingungen durchgeführte Übersicht von Dynamikverhältnissen beim normalen Sprechen.

Das Ziel der vorliegenden Untersuchung ist nicht nur die Erfassung der soeben dargestellten quantitativen Stimmerkmale bei normalhörenden Kindern, sondern vor allem der Vergleich dieser Merkmale zwischen normalhörenden und hörgestörten Kindern. Deshalb soll zunächst auf stimmphysiologische Zusammenhänge bei hörgestörten Kindern eingegangen werden.

3 Zur Stimmphysiologie Hörgestörter

Für die Bewertung von quantitativen Stimmerkmalen Hörgestörter, wie sie im Rahmen dieser Arbeit durchgeführt werden soll, ist somit eine vorausgehende Betrachtung der zu erwartenden Abweichungen in der Stimmbildung unumgänglich. Vorausgehend muß jedoch bemerkt werden, daß auch hier - wie schon bei den "normalen" Kinderstimmen - relativ wenig Literatur gefunden werden konnte. Um jedoch ein Bild von den stimmlichen Abnormitäten bei hörgestörten Kindern zu bekommen, wird hier auch die etwas ältere Literatur zitiert. Abgesehen davon sind einige der in vorausgeganger Zeit durchgeführten Untersuchungen aufgrund der Herangehensweise und des inhaltlichen Schwerpunktes gerade für das Verständnis der vorliegenden Arbeit von Interesse.
Die Sprechweise besonders von Geburt an hörgestörter Menschen unterscheidet sich gravierend von der normalhörender, spätertaubter bzw. später hörgeschädigter Menschen. Sie verschlechtert sich weiter bei nichthörgerichteter Beschulung.
Innerhalb der Gruppe der Hörgestörten lassen sich aufgrund der unterschiedlichen Stärken von Hörverlusten noch weitere Ausprägungsgrade feststellen. Die Abweichung des Sprechens und der Sprache bei gehörlos Geborenen und prä-, peri- oder postlingual Ertaubten, Resthörigen und Schwerhörigen werden als "audiogene Dyslalien bzw. otogene Dyslalien" bezeichnet. Die entsprechenden Stimmsymptome [...] können als „audiogene Dysphonien" definiert werden (Böhme, 1974).

Wie bereits erwähnt, beginnt normalerweise erst mit Einsetzen der auditiven Kontrolle der Kreislauf der Verknüpfung stimmlicher Äußerungen mit der inhaltlichen Ebene der Sprache zur Sicherung der Interaktion mit der Umwelt durch erfolgreiche Kommunikation. Dieser Schritt ist Grundbedingung für die weitere Sprachentwicklung und somit auch Grundlage für die Ausdifferenzierung intellektueller Leistungen. Die Nachahmung spielt bei der Entwicklung der Stimme eine sehr wesentliche Rolle. Beim hörgestörten Kind, dem das auditive Feedback der eigenen und fremder Stimmen fehlt oder in nur ungenügender Weise zur Verfügung steht, kann von einer normalen Weiterentwicklung der vorhandenen ersten, reflektorischen Schreie zu sinnvollen Äußerungen nicht gesprochen werden. Diese verhängnisvolle Ausgangslage birgt somit in sich 1.) die eingeschränkte Entfaltung aller stimmlichen Fähigkeiten, 2.) die ungenügende Verknüpfung der stimmlichen Mittel mit der inhaltlichen Seite der Sprache zum Erlernen der Muttersprache, daraus resultierend die 3.) schlechte Verständlichkeit der Sprache hochgradig Hörgestörter, und wiederum dadurch bedingt 4.) die gestörte intra- und interpersonelle Entwicklung, mit all ihren sozialen und psychischen Auswirkungen.

Die Auffälligkeit der Stimme Hörgestörter ist dabei vor allem Ausdruck der inadäquaten Ausbildung der qualitativen und quantitativen Stimmelemente.
Zu Beginn der Ausführungen in Bezug auf stimmliche Auffälligkeiten soll jedoch die Gruppe der hörgestörten Menschen allgemein vorgestellt werden.

3.1 Zum Personenkreis der Hörgestörten

Nach Jussen et al. (1994), welche diesbezüglich von "Hörgeschädigten" sprechen, können in dieser Gruppe Personen zusammengefaßt werden, die in ihrer Hörfähigkeit erkennbar und dauerhaft beeinträchtigt sind. Bestimmt wird deren Hörschwelle ausgehend von der normalen Hörschwelle, die relativ als Nullinie auf dem Audiogrammformular eingezeichnet ist. Von dieser Markierung aus werden die Hörverluste für alle Meßfrequenzen in dB-Stufen (Dezibel) gemessen und im Koordinatensystem des Formulars festgehalten. Je nach Grad des Hörverlustes im Hauptsprachbereich von 500 bis 2000 Hertz (Einheit für die Anzahl der Schwingungen pro Sekunde) kann folgende Einteilung in Gruppen vorgenommen werden (Wirth, 1990):

- *Normales Gehör*: Hörschwelle bis 25 dB von der Normalschwelle abweichend,
- *Geringgradige Schwerhörigkeit*: Hörschwelle 26 bis 40 dB, noch weitgehend normale Sprachentwicklung, individuell eventuell Hörgeräteversorgung,
- *Gering- bis mittelgradige Schwerhörigkeit*: Hörschwelle 41 bis 58 dB, diese Kinder sind sprachgestört und benötigen Hörgeräte,
- *Mittelgradige Schwerhörigkeit*: Hörschwelle 40 bis 70 dB,
- *Hochgradige Schwerhörigkeit*: Hörschwelle 71 bis 90 dB, Artikulation, Kommunikation, Stimme und Sprache der Kinder bleiben auch mit Hörgeräten eingeschränkt,
- *Hochgradige, an Taubheit grenzende Schwerhörigkeit*: Hörschwelle ab 91 dB, Hörgeräte vermitteln das Gefühl des Sprachrhythmus, jedoch ist die akustische Kommunikation stark behindert.

Jussen et al. (1994) unterscheiden hauptsächlich zwischen Schwerhörigen und Gehörlosen. Wichtiger als die quantitative Einstufung der Hörschädigung ist ihnen die frequenzmäßige Bewertung des Hörfeldes. Bei Schwerhörigen betrifft das vorrangig den Bereich oberhalb 1000 Hz. Auch Breiner (1991) und Ding (1993 a, b) stellen Unter-Hörbefundgruppen nach frequenzspezifischen Ausfällen auf. Als gehörlos werden diejenigen hörgestörten Menschen eingestuft, die infolge einer hochgradigen Schädigung des Gehörs völlig taub sind oder nur über minimale Hörreste verfügen, die mittels Hörhilfen eine, wenn auch erheblich eingeschränkte, auditive Wahrnehmung akustischer Informationen ermöglichen.

Im Hinblick auf Spracherwerbsbedingungen sind Gehörlose zu unterscheiden,
- die von Geburt an, also prä- bzw. perinatal taub sind,
- in früher Kindheit vor dem Spracherwerb, d. h. prälingual taub geworden sind oder einen hochgradigen Hörverlust erlitten haben,
- während der Sprachentwicklung, d. h. perilingual ertaubten oder
- im Jugend- bzw. Erwachsenenalter nach weitestgehend abgeschlossener Sprachentwicklung , d. h. postlingual ertaubt sind.

3.2 Phonation und quantitative Stimmerkmale

3.2.1 Phonationsatmung

Ein sehr auffälliges Merkmal der Sprechweise Hörgestörter und die Stimmbildung direkt störender Faktor ist die Veränderung in der Atmung. Dies steht im engen Zusammenhang mit der großen Sprechanstrengung. Deshalb soll hier kurz auf mögliche Atemfehlformen eingegangen werden, die nach Mitrinowicz (1937) bei von Geburt an gehörlosen oder vor dem Beginn des Spracherwerbs ertaubten Menschen gravierender sind als bei spätertaubten Menschen. Pneumographische und röntgenoskopische Untersuchungen zur Registrierung von respiratorischen Abläufen bei hörgestörten Menschen führten u.a. Mitrinowicz (1937), Lindner (1955), Orthmann (1962) und Brankel et al. (1965) durch.
Das zeitliche Verhältnis der Vital- oder Ruheatmung (In- und Expiration) liegt bei Normalhörenden ungefähr bei 1:1 und das der Sprechatmung bei ca.1:8. Orthmann (1962) registrierte bei Gehörlosen fast viermal so viele Atemzüge bezogen auf den gleichen Sprechtext als bei Hörenden. Außerdem betont er, daß eine um 50% erhöhte Frequenz der gesamten Sprechatmung nicht nur ein ästhetisches Problem sondern auch ein physiologisches Fehlverhalten darstellt, das sich im Kräftehaushalt nachteilig auswirken muß. Auch Brankel et al. (1965) fanden mit Hilfe oszillographischer Untersuchungen eine Vermehrung der Atemzüge (Polypnöe) um 30% bei männlichen und 75% bei weiblichen Gehörlosen. Zusätzlich zeigten sich mangelnde Ökonomie und Unregelmäßigkeit des Atemverlaufs. So ist im Vergleich zu unterschiedslosen Atemexkursionen bei Ruhe- und Sprechatmung der Normalhörenden der Sauerstoffverbrauch während des Sprechens bei Gehörlosen um 1/4 geringer als jener während der Ruheatmung, da das Atemhubvolumen bei ansteigender Atemfrequenz abnimmt.
Die Sprechweise von Gehörlosen wirkt häufig unregelmäßig, kurzatmig, gepreßt und verkrampft. Ursache dafür können die unkoordinierten, asymmetrischen, unregelmäßigen und arhythmischen Bewegungen der Zwerchfellhälften darstellen, gepaart mit individuell verschiedener und von der Norm abweichender Chronaxie der beiden Nn. phrenici, welche Mitrinowicz (1937) registrierte. Durch das häufige Atmen werden während des Sprechens die Sinneinheiten oft unterbrochen und

dann, nach erneutem Einatmen, mit übermäßigem Stimmeinsatz fortgeführt. Whitehead (1983) mißt ebenfalls zusätzlich bei den Gehörlosen eine geringere Menge an nachgeatmeter Luft als bei Hörenden, so daß die Sinneinheit stimmlich wiederum nicht ganz vollführt werden kann. Während des Sprechens verbrauchen viele Gehörlose durch die gepreßte und oft zu laute Sprechweise zusätzlich pro Silbe große Mengen an Luft. Der Teufelskreis schließt sich nun, da dann durch sehr häufiges Zwischenatmen kompensatorisch nachgeatmet werden muß. Dadurch entsteht eine große Unruhe in der Atembewegung und aufgrund des großen Luftverbrauchs eine kurzatmig anmutende, sehr mühsame Sprechtätigkeit. Außerdem führt das oft vorzeitige Luftschöpfen zum inspiratorischen Sprechen. Die Sinneinheiten verlieren ihre Struktur. Neben der eintretenden Stimmverschlechterung wird dadurch auch die Sprechverständlichkeit herabgesetzt. Beim ungeschulten Kind ist die Sprechatmung unbeübt, so daß die Atemunregelmäßigkeiten nicht als Ursache sondern als Folge der Sprachlosigkeit auftreten (Kloster-Jensen u. Jussen, 1970). Die unregelmäßige Atmung aufgrund der temporären "großen Anstrengung an den Willen und die Vorstellungskraft" wird von Holm sogar als "ataktisch" eingeschätzt (1969). Die beschriebenen Atemfehlformen beim Schwerhörigen sind zwar auch vorhanden, liegen jedoch in graduell geringerem Ausmaße vor. Zur Atmung Schwerhöriger schreibt z. B. Arnold (1970), daß sie ähnlich der Atmung der Gehörlosen entstellt sein kann, aber nicht sein muß.

3.2.2 Stimmodulation-Stimmklang

Nach Seeman (1969) unterscheidet sich der Klang des Sprechens Gehörloser wesentlich von dem Hörender, so "daß wir schon danach den Gehörlosen von dem stark Schwerhörigen unterscheiden können". Die Stimme Gehörloser ist schon beim Lallen und Weinen als Kleinkind durch eine charakteristisch entstellte Modulation auffällig (Arnold, 1970). Die angeborenen Mechanismen und Reflexe, d. h. die ersten Schreie und die fundamentalen emotionellen Kundgebungen sind jedoch erhalten. Auch Sedláckovà (1969), welche die stimmliche Entwicklung hörgeschädigter Neugeborener und Kleinkinder untersuchte, fand im Säuglingsalter keine stimmlichen Abnormitäten. So beobachtete sie in der Phase emotioneller Kundgebungen, was positive Gefühlsäußerungen betrifft, keine Veränderungen. Bei negativen Gefühlen jedoch unterschieden sich die stimmlichen Äußerungen der hörgeschädigten Babys von denen hörender. Auch die Lallperiode ist ihres Erachtens ohne Zweifel vorhanden, allerdings klanglich ärmer und zeitlich nach hinten verschoben. Einfachste Formen, Vokaläußerungen oder klangähnliche Gebilde, herrschten dabei vor. Sedlácek (1969) bestätigt die beschriebenen stimmlichen Auffälligkeiten anhand spektrographischer Untersuchungen. Seeman (1969) beobachtete, daß das gehörlose Kind schon im frühesten Alter viel weniger lallt und dem Lallen der regelmäßige Rhythmus fehlt. In der normalerweise

einsetzenden Phase der Sprachentwicklung ahmt das gehörlose Kind nur das nach, was es sieht und fühlt. Das reicht keinesfalls aus, um die sprachlichen und stimmlichen Muster der Muttersprache vollständig aufzunehmen. Zur Kompensation wird mit überhöhter Anstrengung gesprochen, die zur erhöhten Spannung der Artikulation- aber auch der Phonationsmuskulatur führt. Der Klang der Stimmen gehörloser Klein- und Schulkinder wird von Seeman als rauh, schreiend, manchmal kreischend, zum anderen wieder brummend beschrieben, es überwiege jedoch die zu hohe Stimme. Auffallend ist die starke Schwankung der Stimme um ihren Grundton herum. Sie ist unterschiedlich, bald zu hoch, bald zu tief, oft wechselnd (Biesalski, 1994). Angereichert mit "zwecklosen" Lauten (Schnalzen usw.) klingt die Sprache Gehörloser fast unverständlich (Wirth, 1991). Dabei stören die veränderten Sprachakzente die Verständlichkeit noch mehr als die schlechte Artikulation.
Auch schwerhörigen Kindern fehlt nach Seeman die natürliche Resonanz und die natürliche Melodik. Sie sprechen entweder mit hoher Stimme und großem Kraftaufwand oder im Gegenteil viel zu leise. Je frühzeitiger die Hörstörung auftrete und je größer sie ist, um so größer und auffallender zeigten sich Montonie, Monodynamie und Monorhythmie der Sprache. Häufig liegt (typisch für Innenohrschwerhörigkeit) ein offenes Näseln vor (Wirth, 1991; Seeman, 1969). Durch zunehmenden Hörverlust oder gleichbleibend schlechtes Hörvermögen bleibt eine normale Weiterentwicklung der Sprech- aber auch Stimmleistung mit steigendem Alter aus. Vielmehr führt die eingeschränkte Wahrnehmung einerseits zum Erlernen unvollkommener Sprachmuster sowie zur Nachahmung unvollständig aufgenommener akustischer Vorgaben und andererseits zu einer durch das Verlangen nach Selbstwahrnehmung und Eigenkontrolle hervorgerufenen Sprechanstrengung beim resthörigen Kind. Beim gehörlosen Kind tritt nicht selten eine Verkümmerung der expressiven Leistungen trotz großer Sprechanstrengung ein.
Jussen et al. (1994) und Kloster-Jensen et al. (1970) fassen als häufigste stimmliche Auffälligkeiten bei Hörgestörten a) die überhöhte Stimmlage, b) die zu niedrige Stimme, c) die verspannte Stimmgebung, d) den verfrüht einsetzenden oder überdauernden Stimmeinsatz, e) fälschlich mit Stimmton gebildete stimmlose Laute oder stimmlos gebildete stimmhafte Laute sowie f) die unerwünschte nasale Stimmgabe zusammen. Als wichtigste Ursachen für die stimmlichen Abweichungen nennt Jussen (1994) "den Atemüber- und -unterdruck, relative Unbeweglichkeit des Kehlkopfes, krampfartiges Zusammenpressen beziehungsweise zu geringe Adduktion der Stimmlippen, Verengungen im Schallraum, fehlerhafte Aktionen der Artikulationsorgane". Bereits an dieser Stelle sei auf die auch bei schwerhörigen Kindern mehr oder minder stark vorliegenden Schwierigkeiten beim Erfassen und intensionsgemäßen Deuten von phonatorischen, artikulatorischen und prosodischen Merkmalen und den ihnen zukommenden semantischen und pragmatischen Bezügen hingewiesen.

Die Veränderungen und Auffälligkeiten in der Sprechweise und somit auch bei der Stimmgebung wirken sich verschiedentlich stark auf die Stimmfunktion aus. Audiogen bedingte Dysphonien können vor allem auf die ausgeprägte Kraftanstrengung bei den Phonation zurückgeführt werden. So manifestieren sich bei Hörgestörten vor allem dann in der für die Stimmbildung ohnehin schwierigen Zeit der Mutation Stimmstörungen. Die Mutation ist bei ihnen zusätzlich verlängert und hinterläßt nicht selten eine Fistelstimme. Bauer u. Ding (1962) berichten bezüglich des Einsetzens der Mutation vom erstmaligen Auftreten einer tieferen Sprechstimmlage als jener der kindlichen Indifferenzlage bei männlichen Gehörlosen erst im Alter von 14 Jahren. Nach Abschluß des 18. Lebensjahres befindet sich immer noch der überwiegende Teil der untersuchten Gehörlosen stimmlich erst zwischen der kindlichen Indifferenzlage und der des erwachsenen Mannes.
Einige soeben angedeutete Auffälligkeiten im Sprechen Hörgestörter und deren Auswirkungen auf die zu untersuchenden quantitativen Stimmerkmale sollen in den folgenden Abschnitten näher erläutert werden. Dabei fällt die geringe Anzahl von entsprechend aktuellen Untersuchungen zu den hier interessierenden quantitativen Stimmerkmalen auf. Das führt dazu, daß zwar auf ältere, jedoch nicht weniger interessante Arbeiten zurückgegriffen werden muß. Wesentlich umfangreichere Untersuchungen liegen zum Sprachverstehen und zum Mechanismus beim Sprechenlernen sowie den artikulatorischen Fehlleistungen hörgestörter Kinder und Erwachsener vor.

3.2.3 Tonhöhenumfang

Allgemein ist die Erkenntnis über den eingeschränkten Tonhöhenumfang bei hörgestörten und im besonderen gehörlosen Sprechern akzeptiert (Stathopoulos et al., 1986). Aktuelle exakte Messungen zu physiologischen Stimmumfängen konnten jedoch nicht gefunden werden.
Was dagegen die Tonhöhenumfänge beim freien Sprechen, von Lindner (1957) Grenztonhöhenumfänge genannt, betrifft, konnte schon Schär (1921) keine großen Unterschiede im Vergleich zu Normalhörenden feststellen. Sie waren nicht wesentlich kleiner.
Die Tonhöhenumfänge, die von Lindner (1955) während des Lesens gemessen wurden, betrugen bei einem Großteil der Gehörlosen 7 bis 19 Halbtöne und streuten insgesamt sehr. Auch diese Tonhöhenumfänge sind allerdings nicht zu vergleichen mit den bereits an anderer Stelle erläuterten absoluten Stimmumfängen. Im Vergleich von schwerhörigen und gehörlosen Kindern bemerkt Lindner, daß die kleineren Stimmumfänge vorwiegend bei Kindern mit größeren Hörresten zu finden sind, wogegen denen mit geringeren Hörresten die größeren Stimmumfänge zugeordnet werden können, was für die letztgenannte Gruppe Ausdruck des fehlenden akustischen Feedbacks und der dadurch

auftretenden "plötzlichen Zufälligkeiten und Eigentümlichkeiten der Sätze" (Lindner, 1957) ist. Dieses Ursachengefüge trifft offenbar ebenso für die Veränderungen bei der mittleren Sprechstimmlage zu.

3.2.4 Mittlere Sprechstimmlage

Es besteht in der vorliegenden Literatur fast einhellig die Meinung, daß die Sprechstimmlage Hörgestörter zu hoch ist. Ein Grund für die überhöhte Sprechstimmlage Gehörloser wird von Arnold (1970) im Zusammenhang mit der sogenannten "Taubstummen-Phonasthenie" benannt. Durch übertriebene Artikulation und damit verbundener Spannungszunahme wird die Stimme in die Höhe getrieben. Zusätzlich finden sich dabei Bewegungseinschränkungen der Stimmlippen. Boone (1971) dagegen fand eine Erhöhung der mittleren Sprechstimmlagen erst nach dem Stimmwechsel. Lindner (1957) beobachtete bei seinen Untersuchungen zur Sprechstimme gehörloser Kinder jedoch ebenfalls eine zu "hohe Mittellage". Lindner (1955) konnte weiterhin anhand seiner Untersuchungen eine deutlich größere Variation der Stimmlagen bei Gehörlosen als bei Normalhörenden feststellen ("mittlere Tonhöhe" ist in diesem Fall allerdings nicht mit der durch Schultz-Coulon definierten "individuellen mittleren Sprechstimmlage" zu vergleichen; denn Lindner maß nach dem Prinzip von Wethlo, wobei ein gemittelter Wert der möglichen Tonschritte wiedergegeben wird). Lindner konnte jedoch keinen direkten Zusammenhang zwischen Größe des Hörrestes und Stimmlage feststellen. Außerdem fand er, daß bei Gehörlosen durchaus ein Zusammenhang zwischen seelischer Spannung und Stimmlage besteht.
Auch Sedlácek (1970) bestätigt anhand spektrographischer Untersuchungen eine Grundfrequenzerhöhung um eine Terz. Seeman (1969) beobachtete überdies das Entstehen einer spastischen Dysphonie infolge Überanstrengung der Stimmlippenschließer. Die Tendenz zur zu hoch liegenden Sprechstimmlage wird in den unkontrolliert schrillen, sehr hohen und spastischen "Falsettstimmen" Gehörloser deutlich , wie sie von Zaliouk (1960) beobachtet wurden.
Nach Becker (1993) und Levitt (1972) ist jedoch die zu hohe Grundfrequenz nicht so schwerwiegend als vielmehr Sprünge und Brüche in der Tongebung. Erstgenannte Autorin bezieht sich dabei auf Arbeiten von McGarr u. Osberger (1978) sowie Smith (1975), die in diesem Fall von "nicht gehaltener Phonation" oder "unterbrochener Phonation" sprechen. Dies drückt sich wiederum in den von Lindner (1957) beschriebenen "plötzlichen Zufälligkeiten und Eigentümlichkeiten" beim Sprechen aus. Meist fällt die Stimme plötzlich während der Sprecheinheit auf einen tieferen Ton. Nach Baggers Untersuchungen (1937) beim Phonieren des Vokals "a" sinkt die Tonhöhe mit nachlassendem Luftdruck bereits nach einer geringen Zeit des Aushaltens ab. Die Genauigkeit des Aushaltens längerer Töne sinkt dabei proportional zur Zunahme der Hörbeeinträchtigung.

3.2.5 Dynamikbreite

Bei gehörlosen Kindern scheint zunächst die Stimmstärke herabgesetzt zu sein, da nur die Nachahmung von optisch Wahrgenommenem erfolgt. Mit zunehmendem Alter aber setzt mit der Artikulation eine Erhöhung der Sprechanstrengung ein. Damit steigt die Lautstärke. Dabei ist jedoch deutlich zu beobachten, daß zwar anfänglich sehr laut artikuliert wird, daß dann aber im Verlaufe der ohnehin zu kurzen Sprecheinheit die Lautstärke sehr schnell abnimmt. So sind die Angaben in der Literatur verständlich, nach denen die Lautstärke mal zu groß, mal zu gering ist (Seeman, 1969, Wirth, 1991)

Arnold (1970) beschreibt die Stimme der Schwerhörigen ebenfalls als zu leise. Andererseits versuchten offenbar viele Schwerhörige, durch lauteres Sprechen die Selbstwahrnehmung zu verbessern. Auch hier führt (neben emotionellen Faktoren) einerseits die ungenügend kontrollierte Stimmführung und andererseits die erhöhte Sprechanstrengung zum Wechsel der Lautstärke.

An dieser Stelle soll auf Untersuchungen von Lindner (1955, 1984) hingewiesen werden, in denen er verständlicherweise die Monodynamik für die falsche Akzentuierung verantwortlich machte.

3.2.6 Veränderungen auf suprasegmentaler Ebene des Sprechens

Zu den übergeordneten Parametern von sprachlichen Zeichen auf der suprasegmentalen Ebene gehören "Dynamikverlauf, Grundfrequenzverlauf, zeitlicher Verlauf oder Abhängigkeiten von Strukturen der Sprachinhaltsebene wie Silbenstruktur, Wort- und Satzbetonung" (Lindner, 1981). Von Essen (1979) definiert Sprechmelodie als "psychisch motivierte, ausdrucksbeladene, zur Einheit gebundene und also gestaltbildende Stimmhöhenbewegung im Ausspruch". Dem Sprechen liegen jedoch auch grundlegende, normierte "sprechmelodische Konturen" zugrunde, die allen Mitgliedern der Sprachgemeinschaft gemein sind und die jedes Kind bei der Nachahmung der muttersprachlichen Umgebung erlernt. Dazu gehören z. B. der terminale, interrogative oder progrediente Tonhöhenverlauf, der die Endphrasenrealisierungen eines Ausspruches bestimmt. Die Kombination der auf suprasegmentaler Ebene zusammenwirkenden, auch "prosodische" Mittel genannten, Merkmale haben ihre Funktion auf Wort- und Satzebene zur Realisierung von Akzenten, zur Abgrenzung von morphologischen und syntaktischen Einheiten und zur semantischen Interpretation. Auf der Satzebene konkretisieren und verdeutlichen sie den Sinn einer zunächst rein lexikalisch-syntaktischen Einheit. Meinhold u. Stock (1982) schreiben diesbezüglich, daß "akustische Ausdruckphänomene [...] damit nicht nur semasiologisch randständigen emotionalen Nuancierungen" dienen, sondern "sie können auch für die eindeutige Erfassung von Bedeutungsganzheiten wesentlich sein".

In der Literatur ist daher vor allem die Gesamtsprechweise Gegenstand der wissenschaftlichen Untersuchungen gewesen. So sind Abweichungen von der normalen melodischen, temporalen und dynamischen Sprechgestaltung registriert worden, wie z. B. die Verlagerung und ungenügende Realisierung von Akzenten als häufige Ursache für die schlechte Verständlichkeit des vom Hörgestörten Gesprochenen.
Interessant ist in diesem Zusammenhang die Feststellung von Levitt et al. (1974), daß bei Kindern mit annäherungsweise derselben Anzahl von segmentalen Fehlern, die Verständlichkeit trotzdem um 30 % differierte. Diese Differenzen korrelieren deutlich mit den suprasegmentalen Fehlern, die außerdem viel stärker bei Kindern mit gehörlosem Elternhaus vorlagen als bei denen hörender Eltern.
Bei einer Untersuchung der Dynamik- und Tonhöhenverhältnisse von Hörgestörten kann deshalb auf die nähere Betrachtung der suprasegmentalen Ebene der Sprache Hörgestörter nicht verzichtet werden.

Ein Gegenstand der Untersuchung von Lindner (1962) ist z. Bsp. die zeitliche Struktur der klanglichen Äußerung. Als Ergebnis wurde ein durchschnittliches Sprechtempo der gehörlosen Versuchspersonen zwischen 2,4 und 1,8 Silben pro Sekunde registriert, welches im Vergleich zum Sprechtempo der Hörenden mit 5,0 bis 3,8 Silben pro Sekunde also nur die Hälfte betrug. Dabei ist das Sprechtempo natürlich auch von der Länge der Laute abhängig.
Die Störungen der zeitlichen Struktur und ihr negativer Einfluß auf die Verständlichkeit der Sprache sind Gegenstand der Untersuchungen von Osberger u. Levitt (1979) sowie Stathopoulos et al. (1986) gewesen. So ist, neben der Verlängerung vor allem der Vokalphoneme, die Pausierung an falscher Stelle inmitten einer Sinneinheit, eines Wortes oder einer Silbe als einer der gröbsten Fehler festgestellt worden. Er führt zum mangelhaften Sprechrhythmus und damit zur Verschlechterung der Verständlichkeit. Was die temporäre Seite des Sprechaktes angeht, so muß davon ausgegangen werden, daß gehörlose Sprecher einfach auch längere Zeit für die Realisierung eines Ausspruch brauchen als normalhörende Sprecher.
Mehrmals ist die Sprechweise Hörgestörter als monoton bezeichnet worden (Osberger u. McGarr, 1982; Seeman, 1969). Zweifel an der Monotonie läßt Schär (1921) aufkommen. Er beobachtete beim Sprechen Stimmumfänge, die sich nicht gravierend von denen Hörender unterschieden. Die Sprechweise der Gehörlosen war eher durch ein Pendeln um einen Ton gekennzeichnet. Außerdem tendiere die Stimme immer wieder zu einer bestimmten, vom Gehörlosen als angenehm empfundenen Sprechtonhöhe. Leider finden sich bei ihm keine Angaben über den gemessenen Wert der Sprechstimmlagen.
Von Essen (1954/55) hat ebenfalls nur eine geringe Tonhöhenbewegung während des Sprechens hörgestörter Kinder festgestellt. Eine Melodie im Sinne von

Sprechmelodie erkannte er jedoch nicht. Dem hörgestörten Kind bleibt seiner Meinung nach somit die tiefgehende Wirkung der Sprechmelodie als Ausdruck seelischer Regungen fremd.
Aber nicht nur zeitliche und melodische Normabweichungen sind Ursache für eine fehlerhafte Akzentuierung. Auch anormale Lautstärkeveränderungen tragen dazu bei. Der dynamische Teil der Akzentuierung unterliegt dabei großen Intensitätsschwankungen (McGarr u. Harris, 1983), die aber nicht konform mit der normalen Wort- oder Satzakzentuierung laufen und deshalb die Sprache des Hörgestörten für den ungeübten Hörer so unverständlich machen sowie den physiologischen Abläufen beim normalen Sprechen entgegenstehen. Insgesamt fehlt der Tonhöhenbewegung Hörgestörter die eigentliche, zur Muttersprache gehörende, typische Intonation. Sie folgt eher physikalischen Gesetzmäßigkeiten der Luftdruck- und Spannungsveränderungen am Kehlkopf und den Stimmlippen.

Ausgehend von der Zielstellung der vorliegenden Arbeit, quantitative Stimmerkmale Hörgestörter zu bestimmen, und aus den Ergebnissen der bisherigen Literaturbetrachtung ergeben sich folgende Fragestellungen:
Unterscheiden sich die quantitativen Stimmerkmale (physiologischer Tonhöhenumfang, Dynamikbreite, mittlerer Klangkoeffizient und mittlere Sprechstimmlage) normalhörender Kinder von denen hörgestörter Kinder? Gibt es je nach Stärke der Hörstörung weitere graduelle Unterschiede der quantitativen Stimmerkmale? Zeigen die quantitativen Merkmale der Stimme auch zwischen den jüngeren und älteren Kindern Unterschiede oder ist bereits bei den Kleinkindern von weitgehend entwickelten Stimmleistungen auszugehen? Wie verhalten sich die Ergebnisse zu den quantitativen Stimmerkmalen der Kinder im Vergleich zu den Ergebnissen gleichaltriger Kinder aus früheren Untersuchungen?

4 Das Stimmfeld

Da die Stimmfeldmessung eine herausragende Bedeutung im Rahmen stimmphysiologischer und stimmpathologischer Untersuchungsverfahren hat, soll hier auf ihre Geschichte und Methodik näher eingegangen werden.

4.1 Geschichte und Methode

Die exakte Erforschung der menschlichen Stimme verlangte nach Präzisierung der Angaben zur stimmlichen Qualität und Quantität sowie nach möglichst aussagekräftiger Darstellung stimmphysiologischer Zusammenhänge. Schultz-Coulon (1980) bringt das Problem der Beschreibung von Stimmen auf den Punkt insofern, als "die rein auditive Bewertung von Stimmleistungen ausreichender Erfahrung und eines musikalischen Gehörs bedarf und selbst dann, wenn diese Voraussetzungen gegeben sind, Fehlbeurteilungen nicht ausschließt". Aus diesem Grund wurde nach Objektivierungsmöglichkeiten bei der Beurteilung von Stimmen gesucht. Ergebnisse der Forschung brachten Verfahren wie Spektralanalysen, z. B. in Form von Filteranalysen nach Trendelenburg u. Franz (1935), des weiteren die Sonagraphie, aufbauend auf Grützmacher (1927) oder auch die Voxfunktiographie (Siegert et al., 1989) hervor. Die technische Registrierung stimmlicher Merkmale birgt jedoch immer die Gefahr von einseitigen, die stimmphysiologischen Zusammenhänge nicht genügend berücksichtigenden Betrachtungen in sich.

Sowohl Frequenz als auch Dynamik der Stimme stellen, stimmphysiologisch betrachtet und aufgrund ihrer Entstehungsweise, wichtige Untersuchungsparameter anatomischer und physiologischer Verhältnisse am Kehlkopf dar. Bereits 1935 führten Wolfe et al. frequenzabhängige Intensitätsmessungen durch. 1950 beschäftigte sich Calvet mit der gleichzeitigen Registrierung der maximalen und minimalen Stimmintensität auf allen möglichen Tonhöhen und entwickelte daraus die zweidimensionale Darstellungsform, welche er "Courbe Vocale" nannte (1950) und die er wenig später mit Malhiac veröffentlichte (Calvet u. Malhiac, 1952). Luchsinger (1953) erkannte den Wert solcher "Stimmkurven" und entstandenen "Felder" für die Diagnostik von Stimmstörungen. Vogelsanger (1954) wich von der bisherigen Meßmethodik ab und registrierte bei seinen Messungen -anders als Calvet u. Malhiac- nicht die Lautstärke in Phon, sondern den Schalldruckpegel (L) in Dezibel (dB). 1966 begannen Waar u. Damsté (1968) gleichfalls mit der Erfassung von stimmlichen Merkmalen in graphischer Form. Für die Registrierung der wichtigen quantitativen Eckdaten der Stimme, Stimmumfang und Dynamik, wählten Waar u. Damsté ebenfalls die graphische Darstellung der Lautstärke bei verschiedenen Tonhöhen über den gesamten Bereich der Stimme, d.h. "die Frequenzspanne und die dynamische Spanne für jede Frequenz" (Damsté, 1970).

Ihrer Meinung nach bildet das "Phonetogramm", wie sie es dem griechischem Wort fwnh, die Stimme, folgend benannten, einen wichtigen Bestandteil bei der Bewertung von stimmlichen Abweichungen und kann beim Zusammentragen allgemeiner Daten über die Merkmale der Stimme sowie nicht nur für die Einschätzung sängerischer Leistungen hilfreich sein. Außerdem kann es anhand seiner aussagekräftigen Darstellung entsprechende therapeutische Eingriffe indizieren und stellt für die Dokumentation einer Therapie ein nützliches Instrumentarium dar. Hervorzuheben ist auch die leichte Handhabbarkeit. Schutte (1975, 1980) unterstrich die Praxisrelevanz und den Wert des Phonetogramms, nicht nur für die Therapiekontrolle, sondern auch für die Tauglichkeitsuntersuchungen von Sängern und Sprechern. Interessant ist in dem Zusammenhang die Beobachtung Seidners et al. (1981), daß Nichtsänger oftmals einen größeren Dynamikumfang zeigen als Sänger. Dem Nichtsänger gelang es häufig, die vorgegebenen Töne leiser zu singen als dem Sänger, dessen Stimmgebung gewohnheitsgemäß wohl eben mehr auf "Durchschlagskraft" ausgerichtet ist und dem deshalb das sehr leise Ansingen eines Tones Schwierigkeiten bereitete. Daher kommt wegen ihrer diagnostischen und therapeutischen Relevanz besonders auch der minimalen Stimmintensitätskurve große Bedeutung zu (Stone et al., 1978). Wenig später griff Komiyama (1972) die Methode auf, führte mit ihrer Hilfe umfangreiche Untersuchungen an stimmgesunden und stimmerkrankten Patienten durch und nannte das graphische Meßergebnis "Phonogramm".

Nicht nur in Europa wurde nach Wegen gesucht, die quantitativen Merkmale der Stimme in genannter Form zu registrieren. Amerikanische Wissenschaftler um Coleman (1977) erarbeiteten selbständig eine entsprechende eigene Darstellungsweise und nannten sie " fundamental frequency-sound pressure level profile" oder "fo-SPL profile". Sie differenzierten, wie später z. B. auch Hacki (1988) und Schultz-Coulon (1990), das musikalische Stimmfeld vom physiologischen, welches durch einen geringeren Ton- und Dynamikumfang gekennzeichnet ist. Rauhut et al. (1979) schlugen für die genannte Untersuchungsmethode den Begriff "Stimmfeldmessung" vor, da der Begriff "Phonetogramm" ihrer Meinung nach für dieses Verfahren zu weit gefaßt ist. Die automatische Registrierung erfolgte durch einen XY-Recorder, wobei die X-Position des Schreibsystems von der Tonhöhe, die Y-Position vom Stimmschallpegel bestimmt wurde.

Tabelle 4-1: Synonyme Bezeichnungen für das "Stimmfeld"

Autoren	Bezeichnung	Jahr
Calvet	Courbe vocal	1950
Waar, Damsté	Phonetogramm	1968
Komiyama	Phonogram	1972
Coleman et al.	Fundamental Frequency-Sound Pressure Level Profile	1977
Rauhut et al.	Stimmfeld	1979
Bloothooft	Voice profile	1981

4.1.1 Registrierung qualitativer Merkmale im Stimmfeld

Nach Möglichkeiten zur Beurteilung auch der Qualität der Stimme aus dem Stimmfeld wurde gesucht. So schrieben z. B. Waar u. Damsté (1968): "Während der Meßversuche wird man öfters Gelegenheit finden, die Klangqualität der Stimme aufzuzeichnen. Zur Eintragung in das Phonetogramm stellen wir die Qualität durch Zahlen dar, mit einer Erklärung wie in dieser Tabelle: 1 - Bruststimme, 2 - Falsettstimme, 3 - wilde Luft, 4 - gepreßt, 5 - unsauberer Ton (falsch, unsicher, detonierend)".

Seidner et al. (1981) gingen dem Anspruch nach simultaner Aufzeichnung des Stimmklanges in der Form nach, daß sie erstmals parallel zum lauten Singen der Vokale "a", "u", "i" die Intensität des "Hohen Formanten" mit registrierten, welcher vor allem die "Durchdringungs- und Tragfähigkeit einer Stimme" (Seidner, 1985) bestimme.

Simultan zur Messung der am lautesten gesungenen Töne wird die Intensität des "Hohen Formanten", gefiltert durch einen Bandpaß von 2000 bis 4000 Hertz (Stürzebecher et al., 1982), festgehalten und in dem gleichen Formular eingetragen, so daß parallel zur „lautesten“ Kurve eine durch eine gestrichelte Linie gekennzeichnete "Hohe-Formant"-Kurve entsteht. Die Notwendigkeit zur zusätzlichen Registrierung der Intensität des "Sängerformanten" (später „Hoher Formant“ genannt) ergab sich nach ihren Erfahrungen aus der Tatsache, "daß die geschulte und qualitativ hochwertige Stimme allein mit der Prüfung des Tonhöhen- und des Dynamikumfangs von einer ungeschulten nicht sicher abgrenzbar ist" (Seidner et al., 1981). Als Ergebnis der damit durchgeführten Untersuchung, welcher Seidner et al. den Namen "Spektrale Stimmfeldmessung" gaben, stellte sich bei Sängern gegenüber Nichtsängern vor allem die stärkere Ausprägung und Gleichförmigkeit des damals noch als "Sängerformanten" bezeichneten „Hohen Formanten“ über den gesamten Tonhöhenbereich heraus. Auch die Registrierung der Differenz zwischen maximalem Schalldruckpegel und dem Wert des "Sängerformanten" trägt nach Seidner et al. (1985) zur Bewertung der Tragfähigkeit einer Stimme bei. Klingholz (1986) hat diese Darstellungsweise durch das zwar aufwendigere, aber sehr anschauliche computergestützte Verfahren des dreidimensionalen Stimmfeldes verbessert. Bei der Registrierung des "Hohen Formanten" lassen sich außerdem die Einschnitte der Intensitätskurven (als Ausdruck der Registerbruchstellen) und analog bei der Kurve des "Hohen Formanten" bestätigen (Seidner et al., 1981). Bei Sängern ist - im Gegensatz zu Nichtsängern - mit einer geringeren Ausprägung dieser Einschnitte durch geschultes Vermögen des Registerbruchausgleiches zu rechnen (Schutte, 1980; Gross, 1981; Heinemann u. Gabriel, 1982).

Nach Winckel (1971) liegt die maximale Intensität der Frequenz des "Hohen Formanten" um "3 kHz". Bereits 1953 erkannte er die relative Energiedichte im Spektralbereich von 2,8 bis 3 kHz. Sundberg (1974) lagert ihn aufgrund seiner Untersuchungen bei 2,8 kHz. Bartholomew (1934) wies die Abhängigkeit des „singing formant“ (daher der später von einigen Autoren benutzte Begriff „Sängerformant“) von der Vokalqualität und der Tonhöhe bei Sängern nach, lokalisierte jedoch auch die hohe spektrale Energie bei 3 kHz. Schultz-Coulon et al. (1979) unterstreichen die besondere Rolle des genannten Frequenzbereiches für den Klangcharakter einer Stimme schon wegen der Tatsache, daß das Gehör für diesen Bereich besonders empfindlich ist (dort liegen die dritten Formanten der meisten Vokale).
Der "Singformant" ist nach Sundberg (1974) häufig begleitet von einem kleinen, relativen Spektralhüllenminimum, welches jedoch etwas höher liegt als der entsprechende, am nächsten kommende, vorhergehende Formant des Sprechspektrums und im Spektrogram oft deutlich erkannt werden kann; außerdem zeigt der "Singformant" bei gesungenem Vokal ca. 20 dB spektrale Energiezunahme im Vergleich zum entsprechenden gesprochenen Vokal.
Fünf Formanten unterhalb 4 oder sogar auch 3 kHz müssen als vorhanden vorausgesetzt werden, damit ein "Singformant" aus Formanten gebildet werden kann (Sundberg, 1973). Grundsätzlich steigt nach Fant (1956, zitiert bei Sundberg 1974) das Formantlevel, wenn sich zwei oder mehr Formanten in der Frequenz aneinander annähern.
Der Vergleich der Spektren von gesprochenen und gesungenen Vokalen (Sundberg, 1970, und nach Fant 1964, zitiert bei Sundberg, 1974) zeigt F1 bei ca. 300-400 Hz für fast alle Vokale identisch, F2 für [u:], [o:] und [a:] bei ca. 800 Hz identisch, alle anderen Vokale liegen wesentlich höher zwischen 1,3 - 2,3 kHz und F2 der gesprochenen Vokale liegt durchschnittlich für diese Vokale 300-400 Hz höher. Bei F3 zeigt sich Ähnliches für [o:], [u:] und [a:], nämlich Identität der gesprochenen als auch gesungen Form bei 2,5 kHz; die restlichen Vokale unterscheiden sich um teilweise bis zu 800 Hz, wobei sie in der gesprochenen Form höher liegen als im Vergleich zu der gesungenen. F4 der gesprochenen Vokale liegt bei 3,3 bis 3,7 kHz; jedoch findet sich der F4 der gesungenen Vokale wesentlich tiefer und zwar in jenem, uns interessierenden Bereich von 2,8 bis 3 kHz (dem "Singformant"bereich). Der beim Singen hinzutretende F5 (leicht

oberhalb des "Singformant"bereiches) befindet sich im Bereich von ca. 3,2 bis 3,3 kHz.

Nach Schultz-Coulon et al. (1979) ist auch die Amplitudenhöhe des 3-kHz-Bereich relativ variabel: es besteht eine Abhängigkeit des 3-kHz-Formanten

a) von der Lautstärke (Männer > Frauen; durch verkürzte Glottisöffnungszeit Glottisimpuls kürzer und steiler, dadurch Verstärkung höherfrequenter Teiltonamplituden),
b) von der Tonhöhe (mit steigender Tonhöhe nimmt relative Amplitude und Lage des 3-kHz-Formanten ab, erklärbar durch Steigen des Kehlkopfes beim Höhersingen; nach Schutte und Miller, 1982: in kleiner Oktave liegt der "hohe Sängerformanten" bei 2,8 - 2,9 kHz, in eingestrichener Oktave bei ca. 3,1 kHz und in großer Oktave bei 2,8 - 2,2 kHz sowie
c) vom Geschlecht (Frauen zeigen etwas breitere und höher liegende Formantbereiche als Männer; sie haben kleinere Kehlköpfe und kürzere supraglottische Räume; deshalb muß der Filterbereich für die Teiltonamplitudenmessung groß genug sein)

Die artikulatorischen Einflüsse auf die ersten 3 Formanten sind bekannt (Höhe der Kehlkopfstellung, Kieferöffnungsweite, Lippenbeteiligung bei vorderen Vokalen und Zungenstellung bei hinteren Vokalen). Offensichtlich scheint der "Singformant" jedoch von Bewegungen abhängig zu sein, die nicht unbedingt nur etwas mit reinen Artikulationseinstellungen zu tun haben (so wird durch Senkung des Kehlkopfes zusätzlicher Resonanzraum geschaffen). Die Region unterhalb der Epiglottis und oberhalb der Glottis und deren Einstellungen spielt bei Ausbildung des auch damals noch als Sängerformanten bezeichneten Wertes eine wesentliche Rolle (Sundberg, 1974):

1.) das Gebiet der Kreuzung der oberen Luftwege, d.h. der Mesopharynx sollte 6mal weiter sein als die Larynxröhre,
2.) die Sinus morgagni sollten im Verhältnis zur übrigen Larynxröhre sehr weit sein, dies führt zur Bildung eines weiteren Formanten zwischen 3. und 4. Formanten der Sprechstimme
3.) die sinus piriformis sollten weitgestellt sein, dann wird der 5. Formant auf 3000 Hz reduziert .

Computergestützte Spektralanalysen von Schultz-Coulon et al. (1979) zeigen, daß auch bei der ungeübten Normalstimme der 3-kHz-Bereich stark hervortritt. Seidner et al. (1981) untersuchten den "hohen Sängerformanten" bei Sängern und Nichtsängern: dabei ist die Intensität des "Sängerformanten" bei Sängern zwar insgesamt stärker und dessen Verteilung über gesamten Tonhöhenumfang gleichförmiger, aber der „Sängerformant“ ist auch bei ungeübten Nichtsängern registrierbar.

Seidner et al. (1995) zitieren weiterhin die wichtigen Arbeiten von Morosow (1977) und Dimitriew u. Kiselew (1979). Die Autoren machten Angaben bezüglich des "hohen Sängerformanten" bei Kindern, der nach ihren Untersuchungen im Bereich von 3,5 - 4,0 kHz zu finden ist.

Als weiteres Qualitätsmerkmal läßt sich, wie Büttner, Seidner und Eichhorst (1991) berichten, aus dem Stimmfeld der "Klangkoeffizient" extrahieren.
Zuerst hatten Seidner et al. (1981) und Stürzebecher et al. (1982) den "Sängerformant"pegel (SFL) in Beziehung zum Gesamtschallpegel (SPL_{max}) gesetzt; d.h. sie bildeten die Differenz zwischen SPL_{max} und SFL und nannten das Ergebnis "resonatorisches Gleichgewicht". Die Autoren griffen dann eine Anregung von Morosow (1977) auf; und setzten den SFL und den SPL_{max} in ein prozentuales Verhältnis. Der Wert wurde in Anlehnung an Morosow "Klangkoeffizient" genannt,

$$\text{Klangkoeffizient} = \frac{\text{SFL}}{\text{SPL}_{max}} \quad \text{x} \quad 100\,\%$$

Nach Angaben der Autoren (Büttner et al., 1991) und vergleichenden Untersuchungen konnte die Aussagekraft dieses Wertes bestätigt werden: "Die Berücksichtigung des Klangkoeffizienten erscheint bei der Ausbildung bzw. Rehabilitation von Stimmen zur Qualitätsbeurteilung einschließlich Verlaufskontrolle besonders sinnvoll". Besonderen Wert haben die parallel dazu registrierten Standardabweichungen. Sie sind Ausdruck des stimmtechnischen Niveaus (guter Registerausgleich).
Winckel (1971) bezeichnet diesen Wert mit "Stimmeffektivität". Dabei ist ein hoher Prozentwert Ausdruck hohen stimmtechnischen Niveaus.
Stürzebecher et al. entwickelten ein kleines, leichtes, transportables Stimmfeldmeßgerät. Es erlaubte die simultane Messung des SPL, des SFL im Frequenzbereich von 2 - 5 kHz und 24 dB Dämpfung pro Oktave sowie auch des Klangkoeffizienten. Dadurch waren nunmehr auch die breitangelegten Formantbereiche von Männer, Frauen aber auch Kinder abgedeckt.

Kritik an den Inhalten und Begriffen "Sängerformant" und "Stimmeffektivität" (= Klangkoeffizient) übt Klingholz (1992):

a) Formanten sind artikulatorisch erzeugte Teiltonmaxima, gehören deshalb nicht zur glottalen Stimmerzeugung
b) Konglomerat aus Formanten bei 3 kHz, nicht einzelner Formant, wie die Bezeichnung vermuten läßt
c) Energieen, die in dem Bereich von 2 - 5 kHz gemessen werden, müssen nicht unbedingt das Formantkonglomerat sein, können auch andere Obertonwellen oder Geräusche sein

d) deshalb "Sängerformant" mit diesen SF-Geräten nicht bei kranken Stimmen meßbar, Erhöhung des "SF" nach Therapie hieße ja, Gesangsunterricht gehabt zu haben
e) Stimmeffektivität E = F/P *100% ist physikalisch nicht korrekt, da Effektivität immer 1.) auf Energien bezogen ist (Pegelverhältnis F/P nicht definiert und ohne Relevanz, besser Pegeldifferenz); 2.) auf Input und Output bezogen ist und deren Verhältnis (hier aber nur Ausput bewertet) und 3.) wird ja in dem Frequenzbereich von 2 - 5 kHz nur Geräusche gemessen (Verarbeitung würde also falsche Ergebnisse bringen)

Die Reaktion auf die Kritik erfolgt durch Seidner, Schutte, Nawka und Eichhorst (1995):
a) Bestätigung der Wirksamkeit des nunmehr genannten **"hohen Formantpegels"** (da er nicht nur bei Sängern gefunden wurde) als Qualitätsmerkmal zur Verbesserung der Tragfähigkeit und Durchdringungsfähigkeit der Stimme, nach Stock (1993) auch als "Tragfähigkeitsformanten" zu bezeichnen
b) Zitierung mehrerer Untersuchungen, wo bei stimmkranken Patienten nach operativer oder konservativer Behandlung Intensitätszunahmen der "hohen Formanten" registiert wurden
c) immer wichtig, auditive Einschätzungen zu berücksichtigen
d) Bestätigung, daß Formantbüschel registriert wird, nicht nur ein einziger Formant
e) nochmalige Betonung der natürlichen Veranlagung des hohen Formantbereiches
d) Klangkoeffizient als relatives Maß bezeichnet, Bezeichnung Stimmeffektivität auch abgelehnt
e) Vergrößerungen der Klangkoeffizienten gingen immer mit auditiv wahrnehmbaren Verbesserungen der Stimmqualtität einher, darum Kritik an perzeptiver Relevanz zurückgewiesen.

Die Idee der Erfassung qualitativer Eindrücke neben der Messung griffen auch Heinemann u. Gabriel (1982) auf und registrierten ergänzend zum Stimmfeld ein sogenanntes "Heiserkeitsfeld". Dabei wird nach dem lauten und leisen Singen des vorgegebenen Tones dieser noch einmal von der minimalen bis zur maximalen Intensität, einem Schwellton ähnlich, gesteigert und der Qualitätsunterschied registriert (geringe Heiserkeitsgrade = einfache Schraffur; stärkere Heiserkeitsgrade = doppelte Schraffur). Vorteil dieser zusätzlichen Qualitätsbeurteilung ist, daß dem Phänomen der nicht immer durchgängig auftretenden Heiserkeit im Verlauf des Ton- und Lautstärkeumfanges bei stimmgestörten Patienten Rechnung getragen wird. Diese Methode hat den Nachteil, daß objektiv gemessene Daten mit subjektiv erfaßten Merkmalen vermischt werden und die Untersuchungsverlängerung und -anforderung nur bei entsprechend belastbaren Patienten sinnvoll ist. Komiyama et al. (1984) und Watanabe et al. (1984) schlagen die parallel verlaufende Messung der Luftstromrate vor, um die aerodynamischen Meßergebnisse zu spezifizieren. Die Methode wird dadurch allerdings wesentlich aufwändiger (Klingholz et al., 1986). Auch Moser (1985, zitiert bei Schultz-Coulon u. Klingholz, 1988) entwickelte eine Methode zur Registrierung klanglicher Qualitäten im Stimmfeld. Er erfaßte entlang der „lauten“ und „leisen“ Kurve den sogenannten Stimmreinheitsindex. Reker (1990) sowie Reker u. Wesselmann (1991) führten das Perioden-Autokorrelationsprinzip durch, "das automatisch den additiven und multiplikativen Anteil des Störrauschens im gehaltenen Vokal" (Reker u. Wesselmann) angibt. Der Heiserkeitsgrad wird hierbei als "dritte Dimension" durch verschiedene Schwärzungsgrade im Stimmfeld registriert. Die Schwärzungsgrade erhalten Zahlenwerte, die dem "Prozentsatz des additiven Rauschens am Gesamtsignal" entsprechen (Reker, 1990).

So verschieden z. B. die Bezeichnungen dieser Untersuchungsmethode bisher waren, so unterschiedlich waren auch deren meßmethodischen Durchführungsmodalitäten. Als Beispiel sein an dieser Stelle die von den verschiedenen Autoren gewählten, meist differierenden Abstände zum Mikrophon des Lautstärkemeßgerätes genannt. Waar u. Damsté (1968) wählten eine Entfernung von 50 cm, Komiyama (1972) einen Abstand von 20 cm, Bloothooft (1981) 15 cm, Rauhut et al. (1979) und Schutte (1980) eine Distanz von 30 cm.

4.1.2 Standardisierung der Stimmfeldmessung

Aus diesem Grund legten Schutte u. Seidner (1982, 1983) eine Empfehlung der UEP (Union Europäischer Phoniater) zur Standardisierung der Stimmfeldmessung/ Phonetographie vor.
Dabei umfaßt die Geräteausstattung einen einfachen Schallpegelmesser und einen Klangerzeuger. Empfohlen wird ein Mikrophonabstand von 30 cm, da "der Stimmschallpegel auch bei leiser Tongebung noch über dem meist vorhandenen Störlärm liegt (er darf 40 dB nicht überschreiten)" (Schutte u. Seidner). Außerdem schlagen sie "Wohnzimmerakustik" vor, da Räume mit Studioeigenschaften oder Audiometerkabinen wegen der Reflexarmut die auditive Kontrolle der eigenen Stimme erschweren. Als ausgesprochen notwendig mahnen sie die Registrierung auf einem einheitlichen Formularbogen an.

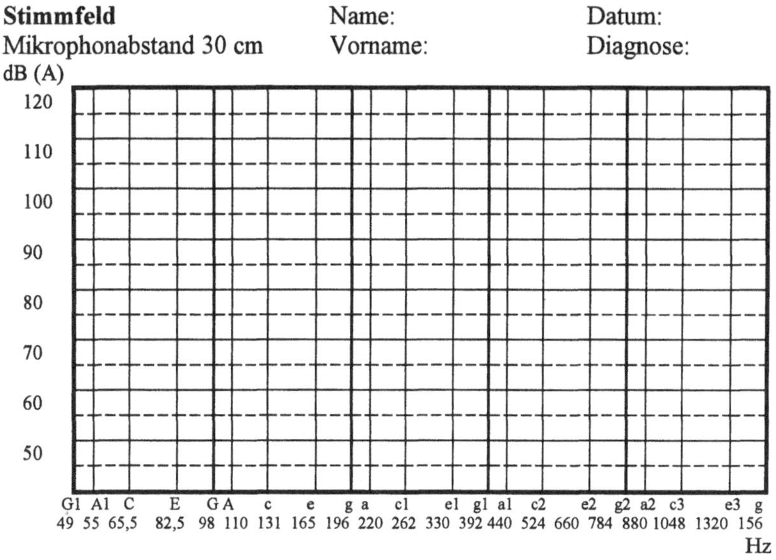

Abbildung 4-1: Stimmfeld-/Phonetogramm-Formular (nach Seidner u. Schutte, 1982)

Zugleich wird eine farbliche Unterscheidung der verschiedenen Vokalstimmfelder vorgeschlagen. Der Proband wird gebeten, einen vorgespielten oder vorgesungenen Ton (bei Frauen Beginn bei "c1", bei Männern bei "c") erst so leise, dann so laut wie möglich zu singen. Bei Ungenauigkeit des nachgesungenen Tones muß der Untersucher selbst die real wiedergegebene Tonhöhe auf dem Tonerzeuger bestimmen (Gross, 1980; Stürzebecher et al., 1982). Diese Vorgehensweise entspricht der von Stecher (1983) beschriebenen Methode, bei der die Versuchspersonen von sich aus alle zur Verfügung stehenden Töne leise und laut phonieren und Schalldruckpegel sowie Frequenz automatisch erfaßt werden.
Pedersen et al. (1995) untersuchten erstmals verschiedene Stimmfeldmeßgeräte und wiesen anhand der unterschiedlichen Meßergebnisse auf die den gesamten therapeutisch-diagnostischen als auch wissenschaftlich-theoretischen Bereich betreffende Problematik schlecht vergleichbarer Ergebnisse beim Einsatz verschiedener Meßgeräte hin. Schon 1993 hatte Coleman einen Überblick über die verschiedenen Untersuchungsdurchführungen und Ergebnisse gegeben und kam zu dem Schluß, daß die "Unterschiede der Ergebnisse" der einzelnen Untersuchungen mehr ein Indikator der Nichtstandardisierung der Technik und Methode als Ausdruck von "inhärenter Variabilität der untersuchten Personen" sind.

4.1.3 Meßvoraussetzungen/Meßfehler

Schultz-Coulon (1990) sowie Schultz-Coulon u. Klingholz (1988) haben Meßvoraussetzungen zusammengefaßt, die eingehalten werden müssen, um reproduzierbare Werte zu erhalten:

a) konstanter Mikrofonabstand (30 cm),
b) Zwei-Sekunden-Regel: nur Töne werden bewertet, die 2 Sekunden lang gehalten werden können,
c) Testvokal "a", da damit nach Seidner et al. (1985) die größte Dynamik erreicht wird,
d) Reihenfolge der Messung: man sollte stets zuerst die Kurve der Pianotöne messen, weil nach maximaler Stimmanstrengung Pianotöne schwerer fallen, so daß unter Umständen das eigentliche Intensitätsminimum nicht mehr erreicht werden kann (nach Asche, 1984),
e) Übungseffekt: bei stimmungeübten Personen ergibt eine Zweitmessung fast regelmäßig ein größeres Stimmfeld als die Erstmessung,
f) Messung im Stehen, da mit aufrechter Körperhaltung die besten Ergebnisse erreicht werden,
g) Messung in schallisolierten Räumen, wobei "Wohnzimmerakustik" [...] ausreicht,
h) Schalldruckpegelmessung in dB (A) durchgehend für alle Lautstärken.

An dieser Stelle soll auf eine ungenaue Bezeichnung in der Methodik aufmerksam gemacht werden. Wenn ein Ton so leise als möglich nachgesungen werden soll, so ist dies nicht mit dem Fachterminus „piano“ = schwaches, leises Spielen oder Singen gleichzusetzen, sondern hieße eher pianissimo quante possibile. Ebenso verhält es sich mit der Kurve, welche die lautesten möglichen gesungenen Töne betrifft, denn "forte" hieße nur "laut, kräftig". Wenn in vorliegender Arbeit diese etwas unkorrekten Begriffe auftauchen, dann sinngemäß wie erläutert bzw.als Zitat. Seidner spricht im Falle des leisest möglichen Tones vom physiologischen Ansprechen der Stimme (1995, persönliche Mitteilung).

Im Folgenden sind Meßfehler und Meßprobleme aufgeführt, die zum Ausdruck bringen sollen, unter welchen Umständen die Messung unbrauchbar werden kann (nach Klingholz, 1990):

1.) falsche Position des Mikrofons,
2.) Abstandsschwankungen zwischen Proband und Mikrofon während Messung,
3.) Ablesefehler,
4.) ungünstiger Meßraum,
5.) Tonabweichungen zwischen Ziel- und nachgesungenem Ton,
6.) Überschreiten des Modalregisters bei hohen Tönen, Eintritt ins Pfeifregister,
7.) phonatorische Schwankungen (z. B. Mundöffnungsweite, Haltung),

8.) Kooperationsprobleme, Schüchternheit und Hemmungen des Probanden,
9.) Unmusikalität des Probanden.

4.1.4 Auswertung der Stimmfelder

Seidner et al. (1985) nahmen eine numerische Auswertung der Stimmfelder verschiedener Klassen (Berufssänger, Gesangsstudenten und stimmgesunde Nichtsänger) vor, indem sie 5 Meßgrößen (1. Merkmal: maximaler Stimmschallpegel, 2. Merkmal: minimaler Stimmschallpegel, 3. Merkmal: Differenz zwischen minimalem und maximalem Stimmschallpegel, 4. Merkmal: Intensität des damals noch als "Sängerformanten" bezeichneten „Hohen Formanten“ und 5. Merkmal: Differenz zwischen maximalem Stimmschallpegel und "Sängerformanten") bestimmten, arithmetisch mittelten und verglichen. Diese Werte wurden für 6 verschiedene Tonhöhen erfaßt und dann berechnet.
Pedersen et al. (1984) projizierten die Stimmfelder übereinander und mittelten die dB-Werte arithmetisch. In den Extremzonen, in die nur noch wenige Kurven hinein reichten, konnten damit aber keine Vergleiche mehr angestellt werden, so daß diese Werte wegfallen mußten. Die Methode ist demnach für den Vergleich von Probandengruppen mit sehr unterschiedlich gelagerten Stimmfeldern nicht geeignet.
Coleman et al. (1977) verglichen verschiedene Stimmfelder, indem sie jedes Stimmfeld 100% setzten, in 10%-Schritte unterteilten und die entsprechenden Dynamikumfänge in eine 10%-Skala einfügten. Dadurch wurden verschieden große Stimmfelder vergleichbar.
"Normstimmfelder" für erwachsene Frauen und Männer ermittelten Schultz-Coulon und Asche (1988) und empfahl, diese dem individuellen Stimmfeld zu unterlegen. Somit können Abweichungen oder Übereinstimmungen optisch erfaßt werden. Die durchschnittlichen Stimmfelder (Männer: durchschnittlich 33 Halbtöne Umfang und mittlere Stimmdynamik von 46,5 dB; Frauen 28 Halbtöne Umfang und 44,6 dB Dynamikbreite) trug er entsprechend der unteren Stimmbegrenzungen von 87,3 Hz bei Männern und 147 Hz bei Frauen in die Stimmfeldformulare ein.
Klingholz u. Martin (1983), Klingholz et al.(1985), Stecher (1983), Jolk (1989) u.a. gingen bei der quantitativen Analyse des Stimmfeldes von der Einteilung in Ellipsen aus, die "zwei laryngeale Mechanismen, Tieftonmechanismus (Brustregister) und Hochtonmechanismus (Kopfstimme)", an deren Grenzen Minima im Dynamikumfang und in deren Zentren Maxima auftreten, umreißen. Später erfaßten Schultz-Coulon u. Klingholz (1988) auch den Bereich zwischen den beiden Registern, die "Mittelstimme als Hysterese von Kopf- und Brustregister, amphotere Zone". Die Schnittstellen der Ellipsen stellen in diesem Falle die Registerübergänge dar (Klingholz et al., 1985) und die Dynamikmaxima im Zentrum der Ellipsen die Dynamikmaxima der Register (Schultz-Coulon u. Klingholz, 1988).

Den Versuch einer umfassenden statistischen Auswertung unternahm Dickopf (1985). Dazu ermittelte er für jedes Stimmfeld 18 Maßzahlen, direkte und normierte, die in mehreren Verfahren statistisch überprüft wurden. Zu den direkten Maßzahlen gehören die kleinste Forteintensität = F1, größte Forteintensität = F2, mittlere Forteintensität = FD und SF = Standardabweichung zu FD. Entsprechende Einteilungen liegen auch für die Pianointensität und die Dynamik vor. Zu den normierten Maßzahlen zählen z. B. die Extremwerthüllkurve, die relative Fläche, der Fortekurven- und Pianokurvenindex und der mittlere Dynamikquotient. Auch hierbei stellen sich bestimmte Anforderungen an die Untersuchungsgruppe, um eine sinnvolle Aussage bezüglich der genannten normierten Maßzahlen machen zu können. Diese Erfahrungen flossen in die Arbeit von Dickopf et al. (1988) für eine umfassende varianzanalytische Auswertung der Stimmfelddaten ein.
Eichel (1988) zeichnete, ausgehend von der Indifferenzlage und der durchschnittlichen Lautstärke einer normal laut gesprochenen Zahlenreihe, einen "Indifferenzpunkt" in das gemessene Stimmfeld ein. Ausgehend davon werden eine horizontale Achse, eine vertikale Achse und eine vom Indifferenzpunkt aus angesetzte Achse im Winkel von 36° eingetragen. Mit Hilfe der Schnittpunkte an den Stimmfeldkurven lassen sich ein sog. "Indifferenzindex" und ein "Steigerungsindex" ermitteln, aus deren Summe ein für alle Stimmfelder vergleichbarer "Stimmfeldindex" errechnet werden kann. Bei abweichenden Indifferenzlagen stellt die Auswertung der Indices jedoch wieder ein Problem dar.
Jolk (1989) hat eine quantitative Beurteilung der stimmlichen Leistungsfähigkeit nach einem Vorschlag von Komiyama (1984) durchgeführt. Sie erfolgt durch Bestimmung eines Leistungsparameters mit einer Linearkombination aus Stimmumfang, maximalem Forte-Schalldruck und Dynamik für Brust-, Mittel- und Kopfregister, deren Bestimmbarkeit dabei vorausgesetzt wird.
Airainer u. Klingholz (1991) haben mit Linearkombinationen von Stimmfeldparametern weiblicher und männlicher stimmgesunder und stimmkranker Sänger und Nichtsänger "eine rechnerische Bewertung (RB)" erstellt, die mit der "klinischen Bewertung (KB)" übereinstimmte, d.h. die Werte der Linearkombinationen zeigten eine deutliche Abhängigkeit vom Grad der Dysphonie. Dadurch wiederum ist, ihren Erfahrungen nach, eine computergestützte Graduierung der Ausprägungsgrade funktioneller Dysphonien möglich.
Der Frage nach intrapersoneller Variabilität von Stimmfeldmeßergebnissen sind Gramming et al. (1991) nachgegangen. Sie untersuchten u. a. Stimmgesunde und funktionell Stimmerkrankte und fanden bei leisester Phonation eine Schallpegelvariation von 5 dB, aber bei lautester Stimmgebung kaum Unterschiede. Die Messungen von 15 Stimmfeldern ein und derselben Versuchspersonen über einen längeren Zeitraum hin erbrachten Standardabweichungen im Durchschnitt der Grundfrequenzen und Testpersonen von ungefähr 3 dB.

4.1.5 Berücksichtigung der Sprechstimme im Stimmfeld

Ausgehend von der Tatsache, daß im Stimmfeld die Singstimme quantitativ erfaßt wird, wurde verschiedentlich der Versuch unternommen, das Verhältnis der Singstimme zur Sprechstimme im Stimmfeld wiederzugeben. So maß Seidner (1985) die Sprechtonhöhe bei verschiedenen Lautstärken und trug die Werte im Stimmfeld ein. Pahn et al. (1976) unterstrichen gleichfalls die Bedeutung der Registrierung des Stimmschalldrucks z. B. für die Tauglichkeit in sprech- und stimmintensiven Berufen.

Gramming et al. (1988) untersuchten bei stimmgeschulten und stimmlich ungeschulten Personen die mittlere Sprechstimmlage während des Lesens in verschiedenen Lautstärken und trugen diese sowie sogenannte "Trajektoren", welche sie aus der Grundfrequenz und der durchschnittlichen Phonationsdauer des Stimmdruckwertes errechneten, im Stimmfeld ein.

Hacki (1988, 1989) erfaßte sowohl das Singstimmfeld als auch das Sprechstimmfeld mit einem dazu entwickelten vollautomatischen Stimmfeldmeßsystem. Mit dem Begriff "Sprechstimmfeld" definiert er den gesamten Umfang sowie die ganze Dynamik der Sprechstimme. In diesem Zusammenhang registrierte er ein auch eigenständiges "Rufstimmfeld" (Hacki, 1993).

4.1.6 Ergebnisse von Stimmfeldmessungen bei Kindern

Nur wenige Autoren haben bei der Stimmfeldmessung die Bewertung kindlicher Stimmen zum Gegenstand. Calvet u. Malhiac (1952) führten systematisch bei Jungen eines Chores, welche zwischen 4 und 18 Jahre alt waren, Stimmfeldmessungen durch. Dazu unterteilten sie diese in 3 Gruppen: die präpubertäre mit einem Alter von etwa 4 bis 7 Jahren, die pubertäre und die postpubertäre ab etwa 17 Jahren. Für die Kinder der präpubertären Phase fand sich ein dem Kopfregister ähnlicher durchschnittlicher Tonhöhenumfang von weniger als einer Oktave. Ab dem 7. Lebensjahr und bis zum Auftreten erster Anzeichen sekundärer Geschlechtsmerkmale käme es zum Überschreiten der Oktave. Je nach Ausdehnung des Tonumfangs,tiefer oder eher höher, ließen sich sogar Sopran-Stimmen und Alt-Stimmen unterscheiden. In der Zeit der Pubertät wurden eine Abnahme des Tonumfangs und verschiedentliche Schwankungen der Intensitäten im Bereich der Registerbruchstellen registriert. Später, etwa um das 17. Lebensjahr, sinke die Stimme immer mehr, der Tonhöhen- und Dynamikumfang nähme immer weiter zu und die Stützfunktion verbessere sich, so daß auch der Registerbruchausgleich besser vonstatten ginge.

Komiyama (1972) untersuchte, wie bereits erwähnt, 139 stimmgesunde Personen im Alter von 6 bis 30 Jahren und 54 Personen mit laryngealen Fehlleistungen. Für

die vorliegende Untersuchung war interessant, daß sich die größte Volumenzunahme der Stimme erst im Alter zwischen 10 und 14 Jahren zeigte.
Giger (1984) stellte das Stimmfeld einer kindlich hyperfunktionellen Dysphonie mit an typischer Stelle gelegenen Stimmlippenknötchen vor. Im Stimmfeld des Patienten (Alter nicht angegeben) war vor allem der obere Stimmumfang deutlich eingeschränkt, das Kopfregister nur beim gesungenen Vokal "i" auszumachen und ein größerer Dynamikumfang im Brustregister bei den Vokalen "a" und "u" zu vermerken.
Eine weitere Arbeit zur Stimmfeldmessung bei Kindern liegt von Holtmann (1986) vor. Sie untersuchte 40 junge Sänger des Tölzer Knabenchores, welche sich im Alter von 9 bis 13 Jahren befanden. Von den 23 Sopran- und 17 Altstimmen wurden nach der Auswertungsmethode von Klingholz und Martin (1983) die Stimmfelder hinsichtlich der Eckdaten der approximierten Ellipsen untersucht. Hierbei waren die Altstimmen im tiefen Stimmbereich leistungsfähig und die hohen Stimmen zeigten ihre Stärke besonders im hohen Stimmbereich.

5 Patienten und Untersuchungsmethodik

5.1 Zusammensetzung der Untersuchungsgruppen

Es wurden insgesamt 179 Kinder untersucht. Davon waren insgesamt 96 Jungen und 83 Mädchen. Sie befanden sich im Alter zwischen 3 und 10 Jahren. Es wurden keine Kinder untersucht, die älter als 10 Jahre waren, um die in der darauffolgenden Zeit durch die Pubertät bedingten Veränderungen am Stimmorgan und in der Psyche der Kinder als zusätzliche, den Stimmklang und die quantitativen Elemente der Stimme beeinflussende Faktoren auszuschließen. 81 Kinder waren normalhörend, 5 Kinder leicht- bis mittelgradig schwerhörig, 34 mittelgradig schwerhörig, 59 hochgradig schwerhörig bzw. praktisch taub. Da diese ungleiche Einteilung nicht die Vorraussetzung für eine direkte Vergleichbarkeit erfüllt, wurde für die hörgestörten Kinder eine neue Einteilung als Arbeitseinteilung geschaffen. Diese entspricht auch der Gliederung nach Jussen et al. (1994), die den Personenkreis der Hörgestörten in a) Schwerhörige (leicht- und mittelgradig schwerhörig) und b) Gehörlose unterteilen. Die Einteilung wurde vom Phoniater/Pädaudiologen vorgenommen, so daß folgende Hörbefundgruppen als Vergleichsgrundlage festgelegt werden konnten: a) 81 normalhörende Kinder (40 wbl./41 m.), b) 39 leicht- bis mittelgradig hörgestörte Kinder (14 wbl./25 m.), im Folgenden schwerhörige Kinder bezeichnet, c) 59 hochgradig hörgestörte/praktisch taube Kinder (29 wbl./30 m.), im Folgenden gehörlose Kinder bezeichnet. Die Verteilung von Kindergarten- und Schulkindern innerhalb der 3 Hörbefundgruppen zeigt die Abbildung 5-1.

Da, wie bereits erwähnt, in anderen Studien (z. B. von Frank et al., 1979) die Einteilung der Kinder nach Alter keine signifikanten Unterschiede erbrachte und vor allem erst im Vergleich von Kindergarten und Schule von unterschiedlichen stimmbeeinflußenden Faktoren ausgegangen werden kann, wurden die 179 untersuchten Kinder in Kindergarten- und Schulkinder unterteilt:

a) 24 normalhörende Kindergartenkinder, b) 57 normalhörende Schulkinder,
c) 13 schwerhörige Kindergartenkinder, d) 26 schwerhörige Schulkinder
e) 17 gehörlose Kindergartenkinder, f) 42 gehörlose Schulkinder.

Für einige Variablen war jedoch auch die Betrachtung der Ergebnisse innerhalb von weiter unterteilten Altersgruppen interessant. Die Aufteilung der Kinder in 3- bis 4-jährige, 5- bis 6-jährige, 7- bis 8-jährige und 9- bis 10-jährige Kinder zeigt folgende Abbildung (vgl. Abb. 5-2).

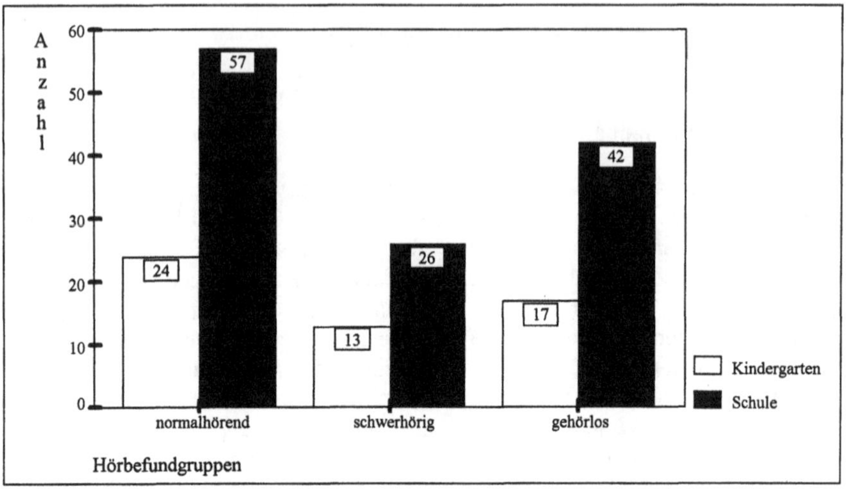

Abbildung 5-1: Zusammensetzung der Hörbefundgruppen

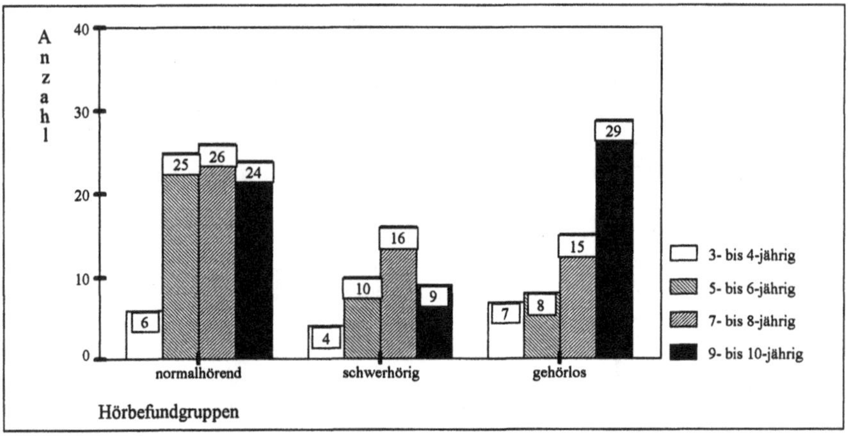

Abbildung 5-2: Zusammensetzung der Hörbefundgruppen nach Altersgruppen

Die hörgestörten Kinder waren ausnahmslos prä-/perinatal, jedenfalls prälingual ertaubt, und keine Cochlea-Implant-Träger.

Alle hörgestörten Kinder waren in ständiger HNO-ärztlicher Kontrolle und wiesen zum Zeitpunkt der Untersuchung keine Anzeichen von Erkrankungen oder psychischen Auffälligkeiten auf.

Die normalhörenden Kinder, als Vergleichsgruppe, die einen normalen Kindergarten und eine einem Wohngebiet angeschlossene Grundschule besuchten, wurden vor der Stimmfeldmessung HNO-ärztlich und phoniatrisch untersucht. Kinder mit funktionellen Stimmstörungen oder organischen Veränderungen an den Stimmlippen kamen für die hier bewerteten Stimmfeldmessungen nicht in Betracht.

5.2 Audiometrische Untersuchungen

Die vorliegenden Audiogramme, d.h. die Erfassung und graphische Darstellung der individuellen Hörschwelle für reine Töne innerhalb des Frequenzspektrums von 125 bis 12000 Hz, wurden jeweils an den pädagogischen Einrichtungen der schwerhörigen oder gehörlosen Kinder angefertigt, z. T. auch von den audiologischen Assistentinnen der am Ort niedergelassenen HNO-Ärzte. Die Audiogramme der normalhörenden Kinder wurden von einer phoniatrisch-pädaudiologischen Assistentin gemessen. Alle Audiogramme wurden vom Facharzt für Phoniatrie und Pädaudiologie überprüft. Außerdem beurteilte dieser die Beeinträchtigung der Hörleistung bezüglich der Klassifizierung der Hörminderung.

5.3 Die Messung des Stimmfeldes

5.3.1 Stimmfeldmeßgerät

Die Untersuchung erfolgte mit dem Stimmfeldmeßgerät "SM 03" der Firma Atmos. Da das Gerät über ein Display mit Bargraph-Punktanzeige und ein digitales Display verfügt, konnte ein optischer Stimulus zur Lautstärkeregelung und eine Aufgabenerklärungshilfe sowohl für die Hörgestörten als auch für die Normalhörenden gegeben werden. Zusätzlich war das Gerät leicht, was sich im organisatorischen Ablauf als günstig erwies.

5.3.2 Durchführung der Messung

Zunächst wurde dem Kind erklärt, daß es den vom Klavier und vom Untersucher vorgegebenen Ton sei leise wie möglich nachsingen solle. Dann wurde, beginnend bei "c1", die erste Messung der Lautstärke vorgenommen. Die Messung wurde daraufhin in die Höhe fortgeführt, d. h. der nächsthöhere Ton , in diesem Fall "e1", wurde vorgegebenen und vom Kind so leise wie möglich nachgesungen. Die Lautstärke wurde jeweils gemessen, indem der dB-Wert vom Schalldruckmesser abgelesen wurde. Im Stimmfeldformular wird dazu über dem entsprechenden Tonhöhenwert auf der Höhe der von der y-Achse ablesbaren Lautstärke ein Kreuz eingezeichnet. Daraufhin wird die Messung in die Höhe aufsteigend bis zum höchstmöglichen Ton fortgesetzt und jeweils über dem Tonwert ein Kreuz bei der entsprechenden Lautstärke gemacht. Beim Ausgangston beginnend wird die Messung auch in die Tiefe bis zum tiefstmöglichen Ton durchgeführt. Für die

Messung der lautest möglichen Phonation wurde gleichermaßen verfahren. Das Kind wurde nun lediglich aufgefordert, alle vorgegebenen Tonhöhen so laut wie möglich zu phonieren.
Die so zu der jeweils gehörenden Lautstärke eingetragene Punktreihe wird mit Linien verbunden und ergibt die "laute" bzw. "leise" Kurve. Der Bereich dazwischen stellt das Stimmfeld dar.

5.3.3 Intensität des "Hohen Formanten"/Klangkoeffizient

Parallel zur Messung der lauten Kurve wurde bei jedem Tonhöhenwert auch die Intensität des "Hohen Formanten" gemessen und entsprechend im Stimmfeld über der Tonhöhe eingetragen. Die Markierungen wurden mit einer gestrichelten Linie verbunden. Somit ergab sich zwischen der "leisen" und der "lauten" Kurve eine dritte Kurve, die "Hohe-Formant"-Kurve. Da sie parallel zur lauten Kurve gemessen wurde, besaß sie den gleichen Tonhöhenumfang wie die laute Kurve.
Sowohl bei der Messung als auch in der nicht vollgeklärten Bewertung wurde dessen bekannte Problematik berücksichtigt.

5.3.4 Meßbedingungen

Folgende Meßvoraussetzungen wurden so gut, wie es unter den gegebenen Umständen in den Kindergärten und Schulen möglich war, eingehalten:
1. konstanter Mikrofonabstand (30 cm),
2. nur solche Töne wurden bewertet, die 2 Sekunden lang gehalten werden konnten,
3. Testvokal war „a“, eingeleitet durch ein [n],
4. zuerst wurde die leise Kurve, dann die laute Kurve gemessen,
5. erst jeder zweite Versuch wurde bewertet,
6. die Messung erfolgte bei allen Probanden im Stehen,
7. "Wohnzimmerakustik",
8. Schalldruckpegelmessung in dB (A) durchgehend für alle Lautstärken,
9. beginnend bei c' wurde erst in die Höhe, dann in die Tiefe der physiologische Tonhöhenumfang gemessen.

Als Problem stellte sich die Erhaltung der konstanten räumlich-akustischen Umgebung dar. Die Messung der schwerhörigen Kinder fand in einem größeren Raum statt als die Messung der gehörlosen und normalhörenden Kinder. Es konnte jedoch der Forderung nach "Wohnzimmerakustik" in jedem Fall nachgekommen werden. Grundsätzlich wurde in spielerischer und entspannter Form an die Messung herangegangen. Die Untersuchung wurde erst dann durchgeführt, wenn die Aufgabenstellung vollends verstanden worden war. Nur wenn die Ergebnisse in der oben beschriebenen Form vorlagen, flossen sie in die Auswertung ein. Als

Stimmfeldregistrierungsbogen diente das im Kapitel 4.1.2. "Standardisierung der Stimmfeldmessung" vorgestellte und von Seidner und Schutte (1982) vorgeschlagene Formular (vgl. Abb 4-1). Die Durchführung der Stimmfeldmessung stellte bei den normalhörenden Kindern erwartungsgemäß keine Schwierigkeit dar.

5.3.5 Vorbemerkungen zur Stimmfeldmessung bei hörgestörten Kindern

Es stellt sich immerhin die berechtigte Frage, ob die Stimmfeldmessung bei Hörgestörten überhaupt möglich ist. Wie sollen dem Hörgestörten Höhe und Lautstärke des Stimulus zum Nachsingen nahegebracht werden?
Um des Stimmfeld zu messen, wird normalerweise der nachzusingende Ton vorgegeben. Eine zweite Möglichkeit besteht darin, die vom Probanden angebotenen Tonhöhen im nachhinein zu bestimmen (Gross, 1980; Stürzebecher et al., 1982; Stecher, 1983). Geht man den ersten Weg, so ergeben sich bei hörgestörten Kindern Probleme mit der Darbietung des nachzusingenden Tones, wobei sich besonders die Übermittlung der Tonhöhe als schwierig erweist. Auf welche Weise dem Hörgestörten neben sprachlichen auch tonale Anteile des akustischen Signals vermittelt werden können, soll Gegenstand der nächstfolgenden Ausführungen sein. Das Verständnis dafür ist nicht nur grundlegende Voraussetzung für die Stimmfeldmessung bei hörgestörten Kindern, sondern auch für die pädagogische und therapeutische Arbeit an den Stimmen dieser Kinder.

"Sprechen ist eine gesteuerte und koordinierte Handlung, die sowohl in ihren Teilfunktionen wie auch im Ganzen überwacht wird" (Lindner, 1982). Das Gelingen des Sprechvorgangs ist somit zum einen von der korrekten inneren Vorbereitung, der genauen "Skizzierung" des innersprachlichen Konzeptes und der optimal abgestimmten respiratorischen, phonatorischen und artikulatorischen Realisierung, zum anderen aber auch vom fehlerfrei funktionierenden Kontrollsystem, welches aus auditivem und kinästhetischem Analysator besteht, abhängig. Das akustische Klangprodukt erfährt seine Kontrolle über Luft- und Knochenleitung. Gleichzeitig entstehen in den Muskeln und Gelenken auch Spannungs- und Lageempfindungen sowie Berührungsempfindungen, welche ein zusätzliches motorisch-taktiles Feedback über die erfolgte Atemtätigkeit, Stimmbildungsweise und Artikulationsbewegung bewirken. Ein großer Teil davon geschieht unbewußt. Welche große Rolle z. B. die auditive Rückkopplung bei der Kontrolle des eigenen Stimmgeschehens spielt, ist im Zusammenhang mit der Beschreibung des seit 1911 nach seinem "Entdecker" benannten Lombard-Reflexes dargestellt worden: zunehmender Umweltlärm führt reflektorisch zu einer Anhebung der Sprechintensität und Sprechtonhöhe (Dieroff u. Siegert, 1966). Schultz-Coulon und Fues (1976) gehen auf die Bedeutung der teilweise unwillkürlich arbeitenden und teilweise bewußt funktionierenden kinästhetisch-

reflektorischen Phonationskontrolle ein, die auf einem neuromuskulären Reflexsystem basiert, welches nach seinen Worten: "für eine korrekte, dem kortikalen Phonationsauftrag entsprechende Zusammenschaltung aller an der Stimmgebung beteiligter Muskelgruppen" sorgt.
Vor allem von Geburt an Gehörlosen und prälingual Ertaubten wird jedoch diese Präzision in der Stimmgebung nicht möglich sein, da z. B. zentral keine Speicherung in Form einer tonalen Vorstellung zum Vergleich vorliegen kann. Deshalb wurde nach Ersatzreizen zur Wahrnehmung von stimmlichen und sprachlichen Elementen gesucht.
Generell lassen sich zwei Möglichkeiten zur Darbietung von Ersatzreizen für die Übermittlung von Sprache und Stimme unterscheiden, zum einen die Reizung des kinästhetischen/vibrotaktilen und zum anderen des optischen Rezeptors. Dazu werden bei " jedwedem Ersatzsystem Schallreize akustisch analysiert und auf einen anderen Sinneskanal transformiert" (Ruoß, 1995).
Wird der Vibrationssinn der Haut als Aufnahmequelle genutzt, so kann das kutan-kutan, aero-kutan und apparativ-kutan (mechano-kutan) geschehen (Ruoß, 1994). Besonders letztgenannte Übertragungsweise findet starke Berücksichtigung bei der Entwicklung von Kommunikationshilfen für Hörgestörte. Die Ähnlichkeit von Hören und Tasten geht nach Breiner (1984) auf die beiden Sinnen eigene Reaktion auf Vibrationsreize zurück. Es wurden Geräte mit komplexer Einortsübertragung und Geräte mit frequenzselektiver Mehrortsübertragung entwickelt. Sie werden an den Fingern, den Händen oder auch an den Rippenbögen befestigt (Breiner, 1984). Mechanorezeptoren sind dabei sowohl in der Haut als auch in den Sehnen und Muskeln sowie auch dazwischen zu vermuten. Bei komplexer Einortsübertragung geht die Entwicklung auf die ersten Bemühungen Guberinas 1955 zurück (Holm, 1987). "Körperempfindungen von 7 bis 12 Hz korrespondieren nach Guberina mit Körperwahrnehmungen höherer Frequenzen. " (Schulte et al., 1969). Wichtig für den Einsatz der Geräte ist auch die Erfahrung, daß die individuelle Empfindlichkeit des einzelnen gegenüber Vibrationen mit der Stärke der Hörschädigung wächst. Die Methode in Form eines Vibrationsgerätes SUVAG (Système Universel Verbotonal d' Audition Guberina) wurde von Schulte, Roesler u. Ding aufgenommen und zu den bekannten Siemens-Fonatoren weiterentwickelt (nach Holm, 1988). Holm (1987) berichtete über deren Einsatz in der Frühspracherziehung resthöriger und gehörloser Kleinkinder und betonte die Möglichkeit der Übermittlung des melodischen Akzentes und der Stimme, als die dem optischen Analysator nicht zugänglichen Teile des Sprachsignals (Holm, 1988). Bei der Befragung von Spätertaubten bestätigten diese die Möglichkeit der Wahrnehmung von Akzenten der Sprache, sowohl die der zeitlichen als auch der dynamischen und vor allem der melodischen Akzente.
Das Verfahren der mechano-kutanen Schallvermittlung (MKS) erfolgt ebenfalls mittels frequenzselektiver Mehrortsübertragung auf den vorderen Brustraum. Einen Überblick über das Verfahren und günstige Übertragungs- und

Wahrnehmungspunkte am Körper bei kutan-kutaner Schallvermittlung unterschiedlichster Laute gibt Breiner (1984, 1990). Kindern läßt sich "a" z. B. am besten durch Fühlung am Brustkorb und am Hals hinten vermitteln.
Wenn nach Ruoß (1995) die vibrotaktilen Systeme als Rezeptionshilfen fungieren, so werden die visuellen Systeme, auch Visible-speech-Verfahren genannt, vorrangig dazu benutzt, expressive Fertigkeiten zu verbessern. Erfahrungsgemäß stellen sie jedoch auch eine wirkungsvolle Möglichkeit zur Übermittlung von stimmlichen und sprachlichen Merkmalen dar. Die Art des visuellen Feedbacks oder Stimulus kann dabei sehr unterschiedlich sein. So gibt es die Artikulationstraktdarstellungen mittels "dynamischer Orometrie" nach Fletcher (1982), die Möglichkeit der "Vokaltraktanalyse" des akustischen Signals nach Pardo (1982), "UK-DYNAMO" nach Heike, Philipp und Hilger (1986), wobei sagittale Schnittbilder, zusammengefaßt zu "laufenden Bildern", die korrekte Artikulation modellhaft vorführen, oder auch die Visualisierung des akustischen Signals durch Sprachsignalanalyse von Einzelparametern, die als Zeitfunktionen der Grundfrequenz, Lautstärke, Stimmhaftigkeit oder in Form der spektraler Darstellung wie z. B. beim IBM-Sprechspiegel (Neppert, 1989) optisch angeboten werden.

Anhand der in den vorhergehenden Absätzen geschilderten und erläuterten Vermittlungsmöglichkeiten über den vibrotaktilen und/oder optischen Ersatzsinneskanal wird ersichtlich, daß eine Anzahl von Verfahren zur Verfügung steht, um auch Hörgestörten 1.) allgemein den Zweck der Stimmfelduntersuchung und 2.) den nachzusingenden Ton in seiner Tonhöhe und Intensität zu vermitteln.
Welche Sinnesmodalität zur Darbietung des Tones angesprochen wurde, hing vom Grad der Hörstörung, dem Alter, dem Interesse und natürlich von den vor Ort gegebenen technischen Möglichkeiten zur Darbietung eines Ersatzreizes ab. Größtenteils kam als mechanokutanes Hilfsmittel der „Fonator“ zum Einsatz. Als vibrotaktile Übermittlungsmethode war der Kontakt mit dem tonerzeugenden Instrument (Klavier) ebenfalls sehr hilfreich. Auch die kutan-kutane Übermittlung über die Haut hat sich als praktikable Möglichkeit erwiesen, die entsprechende Tonhöhen zu vermitteln.
Als visuelles Feedback bot sich zur Erläuterung ganz leiser und lauter Phonation das Display des Stimmfeldmeßgerätes an. Für die ganz kleinen Probanden kam als weiterer optischer Stimulus die "Lautstärke-Rakete" zum Einsatz, deren Lichter mit zunehmender Lautstärke in aufsteigender Richtung aufleuchteten. Auch die nähere Erklärung der Klaviertastatur trug - kombiniert mit der vibrotaktilen Übertragung durch den Klangkörper - zur besseren Stimulierung bei den entsprechend geforderten Tonhöhen bei.
Da alle hörgestörten Kinder die angebotenen Ersatzreize aus dem täglichen Hörtraining und der Sprecherziehung kannten, stellte die Anwendung während der Stimmfeldmessung kein Problem dar.

5.3.6 Auswertung der erhobenen Daten

Aufgrund der speziellen Beschaffenheit der Untersuchungsgruppen bietet sich die numerische Auswertung der Stimmfelder im Sinne von Seidner (1985) an. Eine Normierung der Stimmfelder zu "Normstimmfeldern" erscheint hier nicht sinnvoll, da bei den verschiedenen Alterstufen mit starken Veränderungen der Stimmfeldgrößen zu rechnen und deshalb eine Mittlung nicht möglich ist.
Eine quantitative Analyse durch Einteilung der Stimmfelder in Ellipsen konnte aufgrund der Unmöglichkeit des Einteilens von Registern ebenfalls nicht durchgeführt werden. Weitere Einschränkungen, die bei anderen Auswertungsmethoden vorliegen, wurden bereits im Kapitel 4.1.4. "Auswertung der Stimmfelder" aufgeführt.
Deshalb wurden in der vorliegenden Arbeit die "Eckpunkte" der Stimmfelder, das heißt die "Extremwerte" des gesamten Stimmfeldes und der Kurven, registriert.

Eine erste Aussage, die aus der Betrachtung der Stimmfelder gemacht werden kann, betrifft zunächst die Tonhöhenumfänge. Da aufgrund der hier durchgeführten Stimmfeldregistrierungsmethode keine Grundfrequenzbestimmung stattfand, sondern in Tonschritten gemessen wurde, mußten die obersten und untersten Grenzen der jeweiligen Tonhöhenumfänge (leise Kurve und laute Kurve, aber auch insgesamt) durch reine Tonwerte angegeben werden. Die Bestimmung der Tonhöhenumfänge erfolgte dann durch Registrierung der Anzahl der Halbtöne zwischen höchstem und tiefstem Ton (vgl. dazu Abb. 5-3):
HTU-leise = Anzahl der Halbtöne zwischen höchstem und tiefstem erreichten Ton der leisen Kurve,
HTU-laut = Anzahl der Halbtöne zwischen höchstem und tiefstem erreichten Ton der lauten Kurve,
HTU-gesamt = Anzahl der Halbtöne zwischen insgesamt tiefstem und insgesamt höchstem Ton.
Des weiteren können aus dem Stimmfeld Aussagen zu Dynamikumfängen gemacht werden. Deshalb wurden zunächst von jeder Kurve (der leisen, der lauten und der Formantkurve) die dB-Grenzwerte registriert:
s-min = kleinster dB-Wert der leisen Kurve,
s-max = größter dB-Wert der leisen Kurve,
l-min = kleinster dB-Wert der lauten Kurve,
l-max = größter dB-Wert der lauten Kurve,
f-min = kleinster dB-Wert der Formantkurve,
f-max = größter dB-Wert der Formantkurve.
Eine Aussage kann zum gesamten Dynamikumfang (Dynamik-gesamt) gemacht werden. Er errechnet sich aus der Differenz zwischen lautestem Wert der lauten Kurve (l-max) und leisestem Wert der leisen Kurve (s-min):
Dynamikbreite-gesamt = l-max - s-min

Weiterhin interessierten auch die Veränderungen der Dynamik innerhalb der leisen, lauten und Formant-Kurven:
Dynamikbreite der leisen Kurve: **s-intra-Breite** = s-max - s-min,
Dynamikbreite der lauten Kurve: **l-intra-Breite** = l-max - l-min,
Dynamikbreite der Formant-Kurve: **f-intra-Breite** = f-max - f-min.

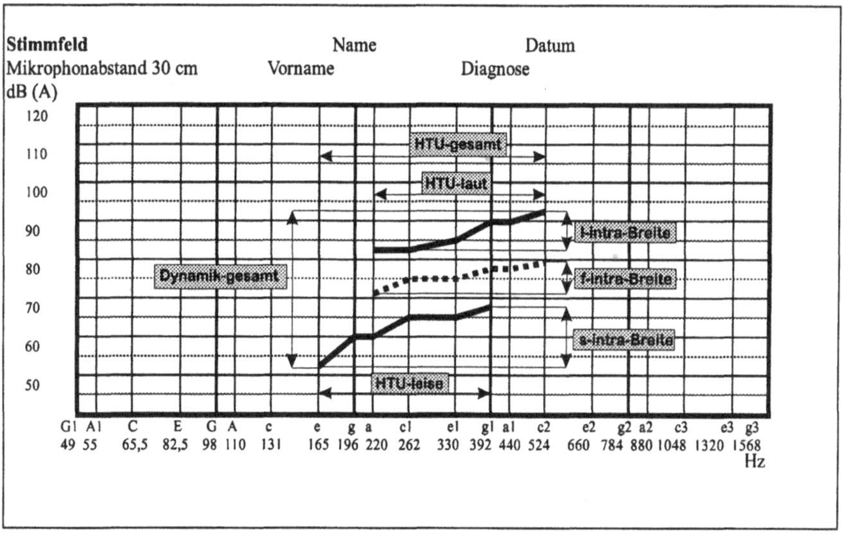

Abbildung 5-3: Darstellung der aus dem Stimmfeld extrahierten Meßwerte

Als weiteres Merkmal läßt sich aus dem Stimmfeld der "Klangkoeffizient" extrahieren. Dabei wird der Intensitätswert des "Hohen Formanten" (HFL) zum Wert des lauten Intensitätswertes (SPL_{max}) der entsprechenden Tonhöhe in ein prozentuales Verhältnis gesetzt (siehe dazu auch frühere Ausführungen im Kapitel 4.1.1.).

$$\text{Klangkoeffizient} = \frac{HFL}{SPL_{max}} \times 100\%$$

Er wurde dann für jede Untersuchungsperson gemittelt und stellt als Kenngröße einen vergleichbaren Wert zwischen den Untersuchungsgruppen dar.

5.4 Bestimmung der mittleren Sprechstimmlage

Es handelt sich hierbei, wie bereits erwähnt, um den am häufigsten auftretenden Tonhöhenwert, der das Zentrum einer Gesamttonhöhenbewegung während des Sprechens darstellt. Zur Bestimmung wurde an anderer Stelle bereits das freie Erzählen vorgeschlagen, da dabei allgemein am entspanntesten gesprochen wird. Dazu sollte gewährleistet sein, daß der Tonhöhenbereich getroffen wird, in dem der Arbeitsaufwand und die produzierte Sprechintensität in einem ökonomisch günstigen Verhältnis stehen. Aus diesem Grund wurde die mittlere Sprechstimmlage bei allen Kindern im entspannten Gespräch gemessen.
Die Bestimmung erfolgte auditiv durch ein geschultes „Ohr“, indem der Ton von dem Untersucher aufgenommen und seine Höhe mit Hilfe des Klaviers bestimmt wurde. Das Phänomen der Schwankung der Sprechmelodie um die mittlere Tonhöhe herum war dem Untersucher aus der täglichen stimmtherapeutischen Praxis vertraut. Die Verantwortung für den letztendlich ermittelten, am häufigsten wahrgenommenen Ton beim Sprechen liegt somit beim Untersucher und hängt vom musikalischen Gehör und Einfühlungsvermögen ab. Letzteres kann bei dem Untersucher als in vielen Jahren erübtes Arbeitsmittel angesehen werden.
Bei der Bestimmung der mittleren Sprechstimmlagen der hörgestörten Kinder ist diese aufgrund der beobachteten und schon früher beschriebenen Tendenz zur Monotonie beim Sprechen als noch weniger problematisch einzuschätzen.
Schultz-Coulon (1975) schlug die Bewertung des Abstandes von der Sprechstimmlage zur unteren Stimmgrenze vor. Dazu berechnete er die relative Sprechstimmlage , welche den Halbtonabstand von der mittleren Sprechstimmlage zur unteren Stimmgrenze darstellt. Dann bildete er den Quotienten aus relativer Sprechstimmlage und gesamten Halbtonumfang. Dieser Quotient wurde in der vorliegenden Untersuchung bei jeder Versuchsperson ermittelt und zwischen den Hörbefundgruppen verglichen.

6 Statistische Auswertung

Die statistische Auswertung der Daten erfolgte mit dem Statistikprogramm SPSS (Statistical Package for the Social Science) für Windows.

Die Untersuchungsgruppen stellten unabhängige Stichproben dar, da nicht "jedem Wert der einen Stichprobe auf sinnvolle und eindeutige Weise genau ein Wert der anderen Stichprobe zugeordnet werden" (Bühl et al., 1994) konnte.

Alle Variablen wurden mit Hilfe des Normalverteilungstests nach Kolmogorov-Smirnov (Bühl et al., 1994) für die jeweiligen Untersuchungsgruppen auf ihre Verteilungsform hin überprüft. Die wichtigsten Eigenschaften der Normalverteilung sind wie folgt definiert (Bortz, 1989): "1. Die Verteilung hat einen glockenförmigen Verlauf.; 2. Die Verteilung ist symmetrisch.; 3. Modalwert, Median und Erwartungswert fallen zusammen. ". Da jedoch "genau normalverteilte Werte [...] in der Praxis so gut wie nie" vorkommen, "so gilt es nur festzustellen, ob die Werte hinreichend normalverteilt sind, also die gegebene Verteilung nicht signifikant von der Normalverteilung abweicht." (Bühl et al., 1994). Alle Variablen, ausgenommen die "mittlere Sprechstimmlage" und der "Quotient aus relativer Sprechstimmlage und gesamten Halbtonumfang (RS/HTU)", wichen nicht signifikant von der Normalverteilung ab, waren also annähernd normalverteilt.

Eine weitere wichtige Voraussetzung für die Durchführung eines Mittelwertvergleiches in Form einer einfachen Varianzanalyse oder eines Vergleiches von zwei unabhängigen Stichproben ist die Überprüfung der Varianzhomogenität. Dazu kann der Varianzhomogenitätstest nach Bartlett oder der Levene-Test durchgeführt werden. Der Levene-Test hat zusätzlich den Vorteil, daß er "gegenüber Verletzungen der Normalverteilungsvoraussetzungen relativ unempfindlich ist" (Bortz, 1989).

Waren die Normalverteilung und Varianzhomogenität gegeben, wurde nach einem Mittelwerttest gesucht, für den die Normalverteilung Voraussetzung ist und der für unabhängige Stichproben zulässig ist. In diesem Fall wird der t-Test nach Student bei unabhängigen Stichproben gewählt (Bühl et al., 1994). Der t-Test ist auch für "deutlich verschiedene Stichprobenumfänge als robust zu bezeichnen, wenn nur diese normalverteilt sind und die Varianzhomogenität gegeben ist" (Bortz, 1989). Der t-Test in SPSS bietet gleichzeitig die Überprüfung der Varianzen nach Levene an. "Üblicherweise verwirft man die Gleichheit der Varianzen, falls der Levene-Test ein $p < 0{,}05$ ergibt. Sowohl für den homogenen (equal) als auch den heterogenen Fall (unequal)" (Bühl, 1994) werden jedoch in SPSS die entsprechenden Berechnungsergebnisse ausgegeben.

Die mittlere Sprechstimmlage wurde nicht mit frequenzanalytischen Methoden registriert, sondern es wurden die auf dem Klavier vorgegebenen Töne als Bezugswerte festgelegt. Da die Bereiche zwischen den Klaviertönen unterschiedlich sind und diese von Oktave zu Oktave bei frequenzgemäßer Betrachtung immer größer werden, es sich demnach um eine logarithmische Skala (dualer Logarithmus) handelt, wurden nur die Modalwerte dargestellt. Zwar wurde der Versuch der Umrechnung der Frequenzwerte der jeweiligen Tonhöhen mit dem dualen Logarithmus unternommen, jedoch fehlten damit noch immer die möglichen Frequenzwerte dazwischen. Ein Mittelwertvergleich wäre daher nicht korrekt gewesen.
Der "Quotient aus relativer Sprechstimmlage und gesamtem Halbtonumfang (RS/HTU)" wurde mit dem U-Test nach Mann und Whitney (Bühl et al., 1994) für 2 nicht-normalverteilte Stichproben jeweils zwischen den Hörbefundgruppen, aber auch zwischen den jeweiligen Kindergarten- und Schulkindern, verglichen sowie auf Signifikanz zwischen den Gruppen überprüft.

7 Ergebnisse

7.1 Tonhöhenumfangsgrenzen

Vor der Bewertung der Halbtonumfänge muß die Frequenz-"Lage" der Kurven im Stimmfeld näher betrachtet werden. So ist es ein Unterschied, ob der Halbtonumfang insgesamt eher im tiefen Tonbereich oder eher im hohen Tonbereich liegt, da damit jeweils andere Leistungsanforderungen an das Stimmorgan verbunden sind. Deshalb wurden zunächst die Tonhöhenumfangsgrenzen untersucht. Da - wie betont - keine frequenzanalytische Bestimmung der Halbtonumfänge vorgenommen wurde, sind die Grenzwerte statistisch nicht mit dem Mittelwert berechenbar, sondern werden für die Untersuchungsgruppen mit dem Modalwert angegeben, welcher den am häufigsten aufgetretenen Wert einer Stichprobe darstellt.

7.1.1 Hörbefundgruppen

Die **normalhörenden Kinder** zeigen bei der unteren Grenze *leiser Kurven* einen Modalwert von 220 Hz, d.h. die meisten Kindern (48%) kommen beim leisen Phonieren bis "a". Immerhin findet sich noch eine zweite Häufung (41%) der Kinder auf 196 Hz, d.h. auf "g".

Die obere Grenze der leisen Kurve verteilt sich auf zwei Werte, die meisten Kinder (25%) kommen bis "e2" und fast ebenso viele Kinder (23%) bis "c2".

Bei der untersten Grenze der *lauten Kurve* gelingt es dem größten Teil der Kinder (41%) bis zum Wert von "a" zu phonieren. Eine kleinere Gruppe (27%) schafft es bis "c1".

Eine bimodale Verteilung (jeweils 25%) der Kinder zeigt sich bei der obersten Grenze der lauten Kurve, nämlich auf "c2" und "e2".

Betrachtet man die untersten Grenzen der *gesamten Halbtonumfänge* der normalhörenden Kinder, so zeigt sich wiederum eine Häufung (48%) der Kinder auf "a" und eine zweite, geringgradigere Ansammlung (41%) bei "g". Dies entspricht den Werten der leisen Kurve. Auch bei der lauten Kurve ist "a" der am häufigsten auftretende tiefste Wert. Das laute Phonieren bis "g" ist nur einer kleineren Gruppe (23%) möglich. Bei der obersten Grenze des gesamten Halbtonumfanges ist die Verteilung wiederum wie bei der leisen und der lauten Kurve fast bimodal auf "c2" (27%) und auf "e2" (26%).

Beachtenswert ist, daß bei allen drei Bezugswerten (leise, laut, gesamt) an den oberen Grenzen die Streuung auf mehrere mögliche Grenzwerte erfolgt und damit stärker ist als an den unteren Grenzen.

Bei **schwerhörigen Kindern** verlagert sich für alle drei Bezugswerte (*leise, laut, gesamt*) der untere Grenzwert nach oben, d.h. die meisten schwerhörigen Kinder befinden sich sowohl bei der leisen (46%) als auch der lauten Kurve (36%) sowie im gesamten Stimmumfang (44%) auf einem auf der Tonskala höher gelegenen Wert, nämlich "c1", als die normalhörenden Kinder, die bei "a", ja z. T. noch tiefer, bei "g" lagen. Beim leisen Phonieren (28%), beim lauten Phonieren (23%) und insgesamt (31%) konnte jedoch von den Kindern noch "a" erreicht werden.
Bei der oberen Tonhöhengrenze der *leisen Kurve* tritt der umgekehrte Fall ein, denn die Grenzwerte vertiefen sich auf der Tonskala. Der größte Teil (28%) der schwerhörigen Kinder kommt beim leisen Phonieren nur bis zu dem Wert von "a1". Immerhin erreicht noch eine zweite, kleinere Gruppe (20%) "c2".
Bei der *lauten Kurve* erreichen die meisten schwerhörigen Kinder (33%) die obereTonhöhengrenze von "c2". Gleichzeitig bildet diese Tonhöhe den Median- oder auch Zentralwert, d.h. es befinden sich genauso viele Kinder oberhalb als auch unterhalb dieses Wertes. Er liegt damit auf derselben Höhe wie der Medianwert der normalhörenden Kinder. Eine zweite Anhäufung (20%) findet sich jedoch noch beim tieferenWert, nämlich "a1".
Dasselbe trifft auf die obere Tonhöhengrenze des *gesamten Halbtonumfanges* zu. Hierbei findet man den größten Teil (28%) der schwerhörigen Kinder ebenfalls auf "c2", jedoch auch einen Teil von ihnen (20%) auf "a1".
Bei den schwerhörigen Kindern ist ein stärkere Verteilung auf verschiedene Tonhöhen nicht nur bei den hohen Grenzwerten zu bemerken, sondern ebenso bei den unteren Grenzwerten der lauten Kurven.

Die aufgezeigten tendenziellen Unterschiede zwischen den normal- und schwerhörigen Kindern finden ihre Entsprechung im Vergleich zu den **gehörlosen Kindern**.
Der Großteil der gehörlosen Kinder liegt bei der *leisen Kurve* (42%), der *lauten Kurve* (36%) und beim *gesamten Umfang* (42%) mit "c1" als unterstem Wert höher als die normalhörenden Kinder mit vorrangig "a" und "g" und ist den schwerhörigen Kindern gleichgeordnet. Ein weiterer Teil von ihnen schafft es beim leisen Phonieren (30%) und insgesamt (20%), noch auf "a" zu kommen. Beim lauten Phonieren aber rutschen einige Kinder (19%) mit ihrer unteren Tonhöhengrenze sogar noch höher, auf "e1".
Bei den obersten Tonhöhengrenzen der *leisen Kurven* zeigt sich eine starke Verteilung auf relativ viele mögliche Tonhöhen, erstens fast bimodal (20% und 19%) auf "e1" und "f1" und weiter auf "c1" und "c2" (jeweils 17%). Dies ist deutlich tiefer als bei den normalhörenden Kindern mit "e2" und bei den schwerhörigen Kindern mit "a1" als Modalwert.
Der Modalwert der obersten Grenzwerte der *lauten Kurven* (32%) und des *gesamten Umfanges* (35%) liegt recht deutlich bei "a1" und damit ebenfalls wesentlich tiefer als bei normal- und schwerhörigen Kindern. Einige Kinder (20%)

schaffen sogar nur "g1" beim lauten Phonieren. Beim gesamten Umfang kommt ein Teil der gehörlosen Kinder (22%) jedoch auch bis "c2" (vgl. Tab. 7-1.)

Tabelle 7-1: Untere und obere Grenzwerte der HTU (Modalwerte) der Hörbefundgruppen (mind. 50% der Kinder)

Hörbefundgruppen	*leise Kurve*	*laute Kurve*	*gesamt*
normalhörend	**g/a - c2 /e2**	**a/c1 - c2 / e2**	**g/a - c2/e2**
schwerhörig	a/c1 - **a1/ c2**	**a/c1** - a1/c2	**a/c1** - a1/**c2**
gehörlos	a/c1 - c1/**e1/f1**/ c2	**c1**/e1 - g1/**a1**	**a/c1** - **a1**/c2

Die folgenden Abbildungen vermitteln einen optischen Eindruck von den Defiziten bei den oberen und unteren Grenzwerten hörgestörter Kinder im Vergleich zu normalhörenden Kindern (Abb. 7-1 bis 7-3).

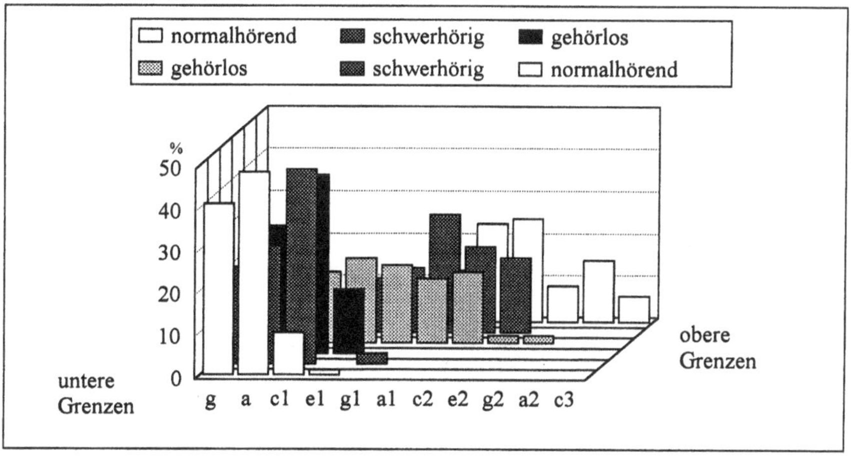

Abbildung 7-1: Grenzwerte des HTU-leise der HBG

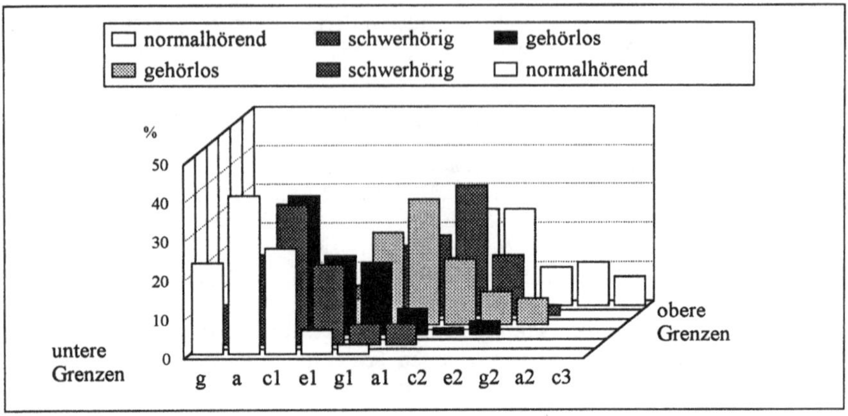

Abbildung 7-2: Grenzwerte des HTU-laut der HBG

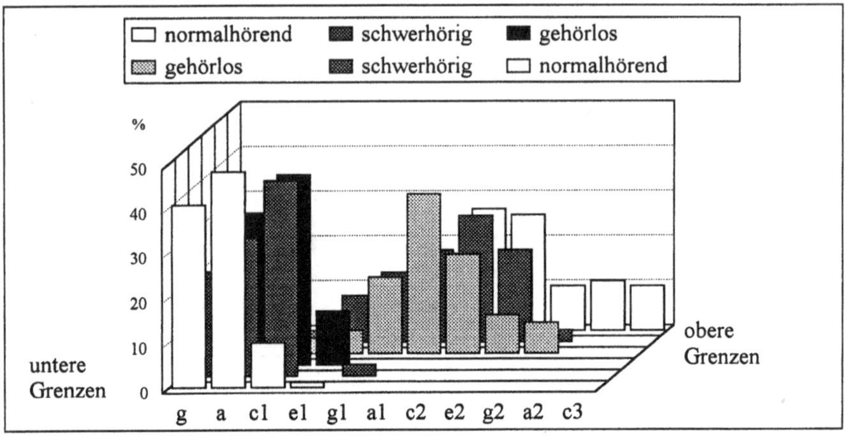

Abbildung 7-3: Grenzwerte des HTU-gesamt der HBG

7.1.2 Kindergarten- und Schulkinder

Es war nunmehr von Interesse, ob sich bezüglich der Tonhöhenumfangsgrenzen Unterschiede zwischen den Kindergarten- und den Schulkindern zeigen und ob diese Unterschiede auch so deutlich bei den schwerhörigen und gehörlosen Kindern zu finden sind.

Für die **normalhörenden Kinder** zeigt sich bei den Schulkindern im Vergleich zu den Kindergartenkindern eine Erweiterung der Tonhöhengrenzen (vgl. auch Tab. 7-2).
So kommt beim *leisen* Phonieren zum einen ein Großteil der Schulkinder (46%) mit "g" als unterster Grenze tiefer als die Kindergartenkinder, zum andern mit "c2" (26%), "e2" (26%) ja sogar mit "a2" (19%) höher. Der Medianwert verschiebt sich von "c2" bei den Kindergarten- auf "e2" bei den Schulkindern. Außerdem trat bei den Schulkindern an der oberen Tonhöhengrenze keine solch starke Verteilung auf mehrere Tonhöhen auf wie bei den jüngeren Kindern.
Beim *lauten* Phonieren gibt es eine Verlagerung der Tonhöhengrenze nur am oberen Teil des Stimmumfangs. Während bei den Kindergartenkindern noch eine bimodale Verteilung (25%) auf "g1" und "c2" vorliegt, zeigt sich bei den Schulkindern eine deutliche Präferenz (28%) des höheren Wertes von "e2".
Entsprechend sind die Ergebnisse beim *gesamten Tonhöhenumfang*. Zum einen rutscht die unterste Tonhöhengrenze tiefer, von "a" (50%) bei den Kindergartenkindern auf "g" (46%) und "a" (47%) bei den Schulkindern, zum anderen verlagert sich die oberste Tonhöhengrenze auf ein höheres Niveau, von "g1" und "c2" (je 25%) bei den Kindergartenkindern auf "c2" (25%) und "e2" (28%) bei den Schulkindern. Dies bedeutet wesentlich weitere Tonhöhenumfänge bei den älteren Kindern als bei den jüngeren.

Bei den **schwerhörigen Kindern** finden sich die erwähnten extremeren Tonhöhengrenzwerte im Falle der älteren Kindern wenig bis gar nicht (vgl. Tab. 7-2).
Beim *leisen* Phonieren sind die Modalwerte für obere und untere Grenze gleich und auch der Medianwert verschiebt sich nur unwesentlich.
Beim *lauten* Phonieren verändert sich die Verteilung von dem deutlichen Wert "c1" (46%) bei den Kindergartenkindern zur fast bimodalen Verteilung von "c1" (31%) und "e1" (27%), d.h. ein Teil der Schulkinder kommt beim lauten Phonieren nicht so tief wie die Kindergartenkinder. Die oberste Grenze zeigte bei den jüngeren Kindern noch eine bimodale Verteilung (31%) auf "a1" und "c2", die sich dann bei den älteren Kindern zugunsten einer deutlichen Konzentration der meisten Kinder (35%) auf "c2" verändert.
Ähnliche Tendenzen sind auch beim *gesamten Tonhöhenumfang* zu beobachten. Die unterste Grenze bleibt bei beiden Gruppen fast gleich, d. h. "c1" bei den Kindergarten- (46%) und Schulkindern (42%). Bei letzteren findet sich jedoch noch eine zweite, kleinere Anhäufung (31%) auf dem tieferen "a". Die obersten Grenzwerte verändern sich mit zunehmendem Alter insofern, als die bimodale Verteilung der Kindergartenkinder auf "a1" und "c2" (je 31%) in eine zwar rein modale Verteilung auf "c2" (35%) übergeht, jedoch noch eine recht gleichmäßige Verteilung auf andere, vorrangig tiefer gelegende Tonhöhengrenzwerte wie "a1" (15%) und "g1" (19%) zeigt.

Für die **gehörlosen Kinder** ist eine Wertung der Ergebnisse sehr schwierig, da in fast allen Fällen eine starke Verteilung der Grenzwerte auf viele mögliche Tonhöhen vorliegt, so daß sich die Ergebnisse einer Bewertung entziehen, wenn nicht die starke Verteilung der Kinder auf viele verschiedene Werte an sich schon bezeichnend für diese Gruppe ist.
So findet sich im Unterschied zur unteren Grenze, die bei einem Teil der Schulkinder (38%) mit "a" tiefer liegt als bei den meisten Kindergartenkindern (59%) mit "c1", beim *leisen* Phonieren eine starke Verteilung auf viele Töne an der oberen Grenze, die von "e1" bis "c2" bei den jüngeren Kindern und von hauptsächlich "c1" bis "e1"/"g1" und höher bei den älteren Kindern reicht.
Beim *lauten* Phonieren bleibt der Modalwert der unteren Grenzen für beide Gruppen gleich. Die starke Verteilung der Werte bei den Kindergartenkindern auf viele Töne "g1"/"a1"/"c2" an der oberen Grenze verliert sich bei den Schulkindern. So liegt der größte Teil (35%) von ihnen bei "a1".
Betreffs des *gesamten Umfangs* (siehe folgende Tabelle) vertiefte sich die unterste Grenze der Schulkindergruppe auf "a" (43%) und "c1" (36%). Die Kindergartengruppe lag zum gößten Teil (59%) bei "c1". Bei der oberen Grenze verliert sich die bimodale Verteilung auf "g1" und "a1" (je 29%) bei den Kindergartenkindern zugunsten einer Häufung (33%) der Schulkinder auf "a1". Eine kleine Gruppe (21%) ist jedoch auch bei den gehörlosen Schulkindern noch auf "g1" zu finden. Bei der weiteren Aufteilung der Untersuchungsgruppen nach dem Geschlecht konnten zwischen männlichen und weiblichen normalhörenden, schwerhörigen und gehörlosen Kindern keine Unterschiede bezüglich der Grenzwerte der Halbtonumfänge registriert werden.

Tabelle 7-2 Untere und obere Grenzen des *gesamten Tonhöhenumfanges* für die Kindergarten- und Schulkinder der Hörbefundgruppen (Werte von mindestens 50 % der jeweiligen Kinder)

normalhörende *Kindergartenkinder* (n = 24)	**a**	-	**g1/a1**
normalhörende *Schulkinder* (n = 57)	g /a	-	c2/**e2**
schwerhörige *Kindergartenkinder* (n = 13)	a/**c1**	-	**a1/c2**
schwerhörige *Schulkinder* (n = 26)	a/**c1**	-	g1 /**c2**
gehörlose *Kindergartenkinder* (n =17)	**c1**	-	**g1/a1**
gehörlose *Schulkinder* (n = 42)	**a**/c1	-	g1/**a1**

7.2 Tonhöhenumfänge

Zur Auswertung des Tonhöhenumfanges der normalhörenden, schwerhörigen und gehörlosen Kinder wurden die Halbtonumfänge (HTU) der leisen und der lauten Kurven für jedes Kind ermittelt. Zusätzlich ließ sich auch der gesamte Tonhöhenumfang durch die Ermittlung des Halbtonumfanges vom insgesamt tiefsten bis zum insgesamt höchsten hervorgebrachten Ton feststellen.

7.2.1 Hörbefundgruppen

Die **normalhörenden Kinder** erreichten mittlere Tonhöhenumfänge von 19,6 Halbtönen (HT). Hiermit ist bereits der *gesamte Halbtonumfang* (HTU-gesamt) gemeint.
Interessant ist die Betrachtung der Umfänge für die jeweiligen leisen und lauten Kurven.
Dabei weicht bei normalhörenden Kindern der Umfang der *leisen Kurve* unwesentlich von dem maximalen Umfang ab und beträgt im Durchschnitt 19,1 HT.
Die *lauten Kurven* zeigen im Durchschnitt einen Umfang von 17,6 HT. Dies weist darauf hin, daß es den normalhörenden Kindern bei maximaler Lautstärke etwas schwerer fällt, stimmlich in die Tiefe und in die Höhe zu gehen und nur wenigen Kindern gelingt, solch große Umfänge zu erreichen, wie es beim leisen Phonieren möglich ist.

Bei den **schwerhörigen Kindern** sind die Halbtonumfänge bedeutend geringer als bei den normalhörenden Kindern.
Der *gesamte Umfang* beträgt durchschnittlich nur noch 13,6 HT und unterscheidet sich höchst signifikant ($p < 0{,}001$) vom gesamten Umfang der normalhörenden Kinder.
Sowohl der Umfang der *leisen* als auch jener der *lauten Kurven* ist bei schwerhörigen Kindern geringer als der gesamte Halbtonumfang. Der mittlere Umfang für die leise Kurve beträgt 12,3 HT und unterscheidet sich somit ebenfalls höchst signifikant ($p \leq 0{,}001$) vom Halbtonumfang der leisen Kurven normalhörender Kinder.
Bei den lauten Kurven beträgt der durchschnittliche Umfang 13,6 HT. Der Unterschied zu den normalhörenden Kindern ist gleichfalls höchst signifikant ($p \leq 0{,}001$).

Bei den **gehörlosen Kindern** treten noch stärkere Einschränkungen der Halbtonumfänge auf als bei den schwerhörigen Kindern. Der Unterschied des *gesamten Halbtonumfanges* dieser Gruppe ist daher zu den normalhörenden Kindern höchst signifikant ($p \leq 0{,}001$), zu den schwerhörigen Kindern jedoch nicht signifikant. Er beträgt mit 11,4 HT fast nur noch die Hälfte des Umfanges der normalhörenden Kinder.
Daß die beiden Kurven, die *laute* und die *leise*, innerhalb des Stimmfeldes stark abweichende Anfangs- und Endpunkte haben müssen, geht aus der großen Differenz zwischen diesen beiden Kurven und dem gesamten Umfangswert hervor.
Die leisen Kurven zeigen nur noch einen mittleren Halbtonumfang von 7,5 HT, der sich von den normalhörenden Kindern höchst signifikant ($p \leq 0{,}001$) und zu den schwerhörigen Kindern signifikant ($p \leq 0{,}05$) unterscheidet.

Auch die lauten Kurven der gehörlosen Kinder zeigen deutliche Defizite gegenüber den Kindern der anderen Hörbefundgruppen. Im Vergleich zu den normalhörenden ist er höchst signifikant ($p \leq 0.001$) zu den schwerhörigen signifikant ($p \leq 0{,}05$). Der durchschnittliche Wert beträgt 7,3 HT. Die Ergebnisse der Halbtonumfänge der einzelnen Hörbefundgruppen sowie die Differenzen der Halbtonumfangswerte zwischen den Hörbefundgruppen sind in folgenden Tabellen aufgeführt (Tab. 7-3; 7-4).

Tabelle 7-3: Halbtonumfänge der Hörbefundgruppen

	normalhörende Kinder (n = 81)			**schwerhörige Kinder** (n = 39)			**gehörlose Kinder** (n = 59)		
Bezugswert	*gesamt*	*leise Kurve*	*laute Kurve*	*gesamt*	*leise Kurve*	*laute Kurve*	*gesamt*	*leise Kurve*	*laute Kurve*
mittlerer HTU (HT) ± Standardabweichg.	**19,6** ± 5,7	**19,1** ± 5,8	**17,7** ± 6,4	**13,6** ± 5,0	**12,3** ± 5,6	**11,2** ± 4,8	**11,4** ± 4,2	**7,5** ± 4,4	**7,3** ± 4,6
Min. (HT)	10	8	6	4	1	4	3	1	1
Max. (HT)	30	30	30	23	23	20	20	20	20
Diff. zum HTU-gesamt		0,5	1,9	-------	1,3	2,4	-------	3,9	4,1

Tabelle 7-4: Differenzen der Halbtonumfänge zwischen den Hörbefundgruppen

Differenz der mittler. Halbtonumfänge zwischen	*HTU-gesamt*	*HTU- leise*	*HTU-laut*
normalhörenden - schwerhörigen Kindern	6,0 HT ***	6,8 HT ***	6,5 HT ***
normalhörenden - gehörlosen Kindern	8,2 HT ***	11,6 HT ***	10,4 HT ***
schwerhörigen - gehörlosen Kindern	2,2 HT	4,8 HT *	3,9 HT *

* = ($p \leq 0{,}05$); *** = ($p \leq 0{,}001$)

7.2.2 Kindergarten- und Schulkinder

Es interessierte nunmehr, ob sich die Halbtonumfänge mit steigendem Alter veränderten. Wie bereits erwähnt, scheint besonders der Übergang vom Kindergarten- ins Schulalter mit zunehmenden Anforderungen auch Veränderungen bei den quantitativen Stimmerkmalen mit sich zu bringen. Deshalb wurden die Halbtonumfänge der Untersuchungsgruppen für das Kindergarten- und Schulalter näher betrachtet.

Deutlich ist bei den **normalhörenden Kindern** für den gesamten Halbtonumfang und auch für die zwei einzelnen Kurven (leise und laut) eine Zunahme des Halbtonumfanges im Schulalter zu beobachten. Beim gesamten Umfang beträgt die Differenz 4,6 HT, bei der leisen Kurve 4,1 HT und bei der lauten Kurve 3,1 HT. Wiederum ist bei den Kindergarten- und Schulkindern der Halbtonumfang der lauten Kurve und die Differenz für die laute Kurve am geringsten. Der gesamte Umfang und der Wert für die leise Kurve sind fast gleich.

Die Halbtonumfänge-gesamt (HTU-gesamt) unterscheiden sich zwischen den zwei Altersgruppen höchst signifikant voneinander ($p \leq 0,001$). Auch die Umfänge für die leisen Kurven sind hoch signifikant unterschiedlich ($p \leq 0,01$). Dies gilt nicht für die Werte der lauten Kurven.

Tabelle 7-5: Halbtonumfänge der normalhörenden Kindergarten- und Schulkinder

	normalhörende *Kindergartenkinder* (n = 24)			**normalhörende** *Schulkinder* (n = 57)		
Bezugswert	*gesamt*	*leise Kurve*	*laute Kurve*	*gesamt*	*leise Kurve*	*laute Kurve*
mittlerer HTU (HT) ± Standardabweichg.	**16,4** ± 5,2	**16,3** ± 5,3	**15,5** ± 5,7	**21,0** ± 5,4	**20,4** ± 5,7	**18,6** ± 6,5
Minimum (HT)	10	10	6	10	8	6
Maximum (HT)	30	30	30	30	30	30

Bei den **schwerhörigen Kindern** tritt ebenfalls eine Erweiterung des Halbtonumfanges mit zunehmendem Alter ein. Die Zunahme findet jedoch in geringerem Ausmaß statt als bei den normalhörenden Kindern und beträgt für den gesamten Umfang 2,4 HT, für die leisen Kurven 2,3 HT und für die lauten Kurven 0,8 HT. Die Halbtonumfänge der drei Bezugswerte für die beiden Altersgruppen unterscheiden sich nicht signifikant voneinander (vg. Tab. 7-6; 7-8).

Tabelle 7-6: Halbtonumfänge der schwerhörigen Kindergarten- und Schulkinder

	schwerhörige *Kindergartenkinder* (n = 13)			**schwerhörige** *Schulkinder* (n = 26)		
Bezugswert	*gesamt*	*leise Kurve*	*laute Kurve*	*gesamt*	*leise Kurve*	*laute Kurve*
mittlerer HTU (HT) ± Standardabweichg.	**12,0** ± 4,3	**10,8** ± 5,6	**10,7** ± 4,1	**14,4** ± 5,2	**13,1** ± 5,5	**11,5** ± 5,3
Minimum (HT)	4	1	4	5	5	4
Maximum (HT)	20	20	17	23	23	20

Auch bei den **gehörlosen Kindern** tritt eine Zunahme der Halbtonumfänge ein. Sie ist jedoch sehr gering und für alle drei Bezugswerte nicht signifikant (Tab.7-7; 7-8).

Tabelle 7-7 Halbtonumfänge der gehörlosen Kindergarten- und Schulkinder

	gehörlose ***Kindergartenkinder*** (n = 17)			**gehörlose** ***Schulkinder*** (n = 42)		
Bezugswert	*gesamt*	*leise Kurve*	*laute Kurve*	*gesamt*	*leise Kurve*	*laute Kurve*
mittlerer HTU (HT)	**9,7**	**7,0**	**6,7**	**12,0**	**7,7**	**7,6**
± Standardabweichg	± 4,2	± 3,9	± 3,0	± 4,1	± 4,6	± 5,1
Minimum (HT)	4	1	1	3	1	1
Maximum (HT)	20	13	13	20	20	20

In der folgenden Tabelle sind die Differenzen der Halbtonumfänge von den Kindergartenkindern zu den Schulkindern zusammengefaßt und der darauffolgenden Abbildung (Abb. 7-4) nachzuvollziehen.

Tabelle 7-8: Differenzen der Halbtonumfänge zwischen Kindergarten- und Schulkindern der Hörbefundgruppen

Bezugswert	*gesamt*	*leise Kurven*	*laute Kurven*
normalhörend	**4,6** HT ***	**4,1** HT **	**3,1** HT
schwerhörig	**2,4** HT	**2,3** HT	**0,8** HT
gehörlos	**2,3** HT	**0,7** HT	**0,9** HT

*** = (p ≤ 0,001); ** = (p ≤ 0,01)

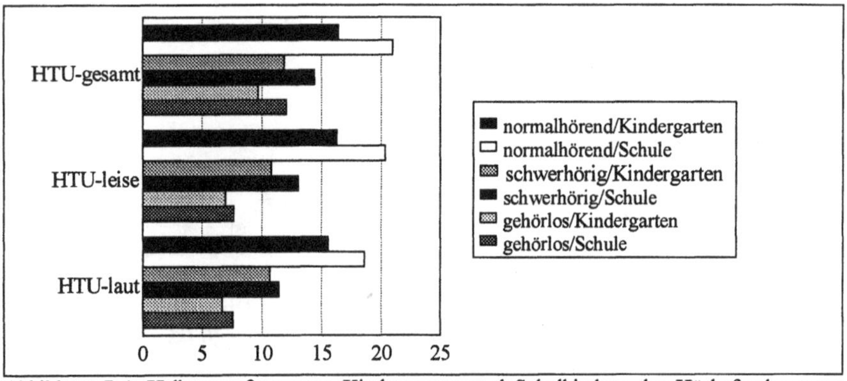

Abbildung 7-4: Halbtonumfänge von Kindergarten- und Schulkindern der Hörbefundgruppen (HBG)

Noch interessanter ist die Betrachtung der HTU bei den 4 Altersgruppen. Den folgenden drei Abbildungen (Abb. 7-5 bis 7-7) ist die Entwicklung der mittleren HTU bei den Hörbefundgruppen bezogen auf die Altersgruppen zu entnehmen. Unverkennbar ist eine Stagnation der Entwicklung, ja sogar eine gewisse Rückentwicklung der HTU bei den hörgestörten Kindern im Alter von 7/8 Jahren zu sehen. Gerade dieses Alter scheint offenbar eine wesentliche, auch stimmliche Entwicklungsetappe darzustellen.

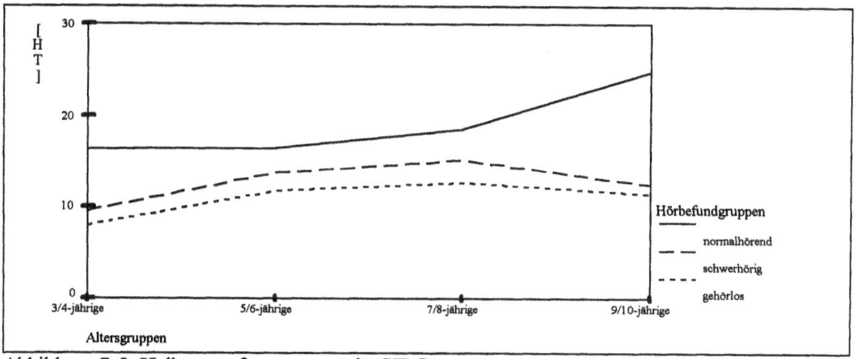

Abbildung 7-5: Halbtonumfang-gesamt der HBG

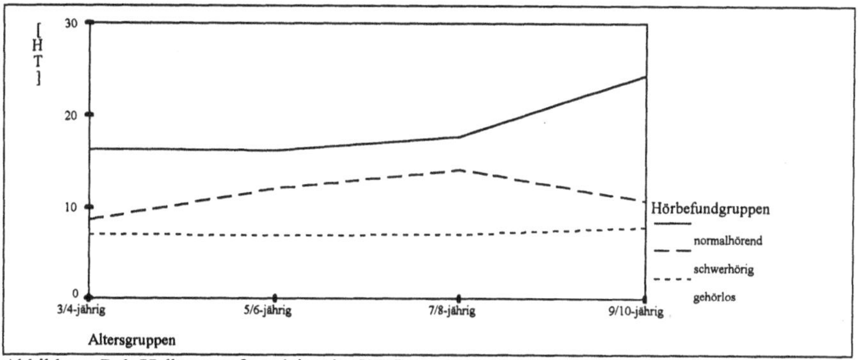

Abbildung 7-6: Halbtonumfang-leise der HBG

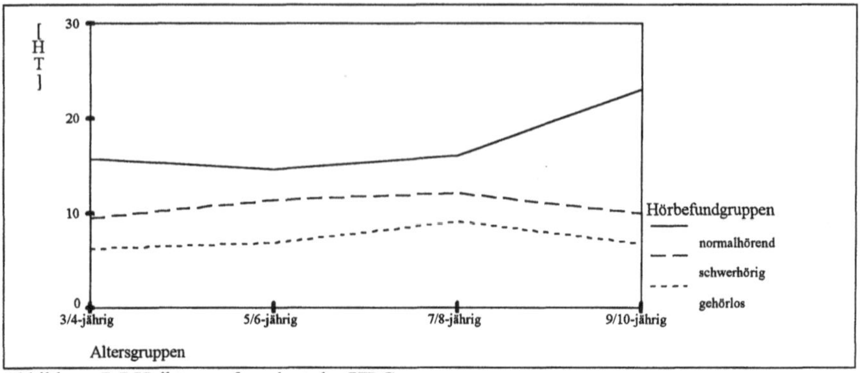

Abbildung 7-7:Halbtonumfang-laut der HBG

7.2.3 Kindergartenkinder der Hörbefundgruppen und Schulkinder der Hörbefundgruppen

Der Vergleich der Differenzen der Halbtonumfänge zwischen den Kindergartenkindern der Hörbefundgruppen und zwischen den Schulkindern der Hörbefundgruppen zeigt erneut die bekannten signifikanten Unterschiede wie beim einfachen Vergleich der Hörbefundgruppen. Die Stärke der Signifikanz verändert sich nur gelegentlich. Zusätzlich ist nun auch der Unterschied der HTU-gesamt zwischen schwerhörigen und gehörlosen Schulkindern signifikant (Tab. 7-9; 7-10).

Tabelle 7-9: Differenzen den Halbtonumfänge zwischen den Kindergartenkindern der Hörbefundgruppen

Differenz der mittler. Halbtonumfänge bei *Kindergartenkindern* zwischen	*HTU-gesamt*	*HTU-leise*	*HTU-laut*
normalhörenden - schwerhörigen	4,5 *	5,5 **	4,8 **
normalhörenden - gehörlosen	6,7 ***	9,3 ***	8,8 ***
schwerhörigen - gehörlosen	2,2	3,7 *	4,0 **

* = ($p \leq 0,05$); ** = ($p \leq 0,01$); *** = ($p \leq 0,001$)

Tabelle 7-10: Differenzen der Halbtonumfänge zwischen den Schulkindern der Hörbefundgruppen

Differenz der mittler. Halbtonumfänge bei *Schulkindern* zwischen	*HTU-gesamt*	*HTU- leise*	*HTU-laut*
normalhörenden - schwerhörigen	6,6 ***	7,3 ***	7,1 ***
normalhörenden - gehörlosen	8,9 ***	12,6 ***	11,0 ***
schwerhörigen - gehörlosen	2,4 *	5,4 ***	3,9 **

* = ($p \leq 0,05$); ** = ($p \leq 0,01$); *** = ($p \leq 0,001$)

Bei der weiteren Aufteilung der Untersuchungsgruppen nach dem Geschlecht konnten zwischen männlichen und weiblichen normalhörenden, schwerhörigen und gehörlosen Kindern keine signifikanten Unterschiede bezüglich der Halbtonumfänge registriert werden.

7.3 Dynamikgrenzen

Bei der Beurteilung der Dynamikleistungen von normalhörenden, schwerhörigen und gehörlosen Kindern wurden zunächst die einzelnen Kurven (leise, laut und Formantkurve) bewertet. Jede Kurve zeigt einen maximalen und einen minimalen Wert (s-min, s-max, = leise Kurve; l-min, l-max = laute Kurve; f-min, f-max = Formantkurve). Diese Werte widerspiegeln die Grenzwerte für die jeweils angestrebte Lautstärke, die bei der Untersuchung verlangt wurde. Dabei ist von den zu erwartenden Dynamikveränderungen mit zunehmender und abnehmender Tonhöhe auszugehen. Sowohl in extremen Tiefen als auch besonders in extremen Höhen ist ein entsprechender subglottischer Anblasedruck nötig, um die Stimmlippen zum Schwingen zu bringen. Es interessierten somit zum einen sowohl die Lautstärken der Grenzwerte der jeweiligen Kurven als auch der Umfang der Lautstärkezunahme innerhalb der jeweiligen Kurven (s-intra-Breite; l-intra-Breite; f-intra-Breite).
Eine Aussage über die gesamten Dynamikbreite (Dynamik-gesamt) ergibt der Vergleich des Bereiches innerhalb des lautesten Wertes der lauten Kurve (l-max) und des leisesten Wertes der leisen Kurve (s-min).

7.3.1 Hörbefundgruppen

Die folgende Tabelle (Tab. 7-11) gibt über die mittleren Grenzwerte der drei registrierten Kurven (leise, laut und Formantkurve) des Stimmfeldes Auskunft. Deutlich ist bei allen drei Kurven zu sehen, daß die jeweils leisesten Werte mit zunehmendem Hörverlust ansteigen und die lautesten Werte geringer werden.
Noch deutlicher ist dies der darauffolgenden Abbildung zu entnehmen. Bei der leisen und der lauten Phonation gelingt es den normalhörenden Kindern am leisesten und am lautesten zu werden, d.h. sie werden der Aufgabenstellung während der Untersuchung am besten gerecht. Mit zunehmendem Hörverlust fällt dies jedoch immer schwerer.

Tabelle 7-11: Dynamikgrenzen der Hörbefundgruppen

Dynamikgrenzen in [dB]	**Normalhörend** (n = 81)	**Schwerhörig** (n = 39)	**Gehörlos** (n = 59)
s-min / Mittelwert ± Standardabweichung	**58,7** ± 3,9	**62,2** ± 4,2	**64,3** ± 6,6
Minimum / Maximum	50 / 67	55 / 71	50 / 81
s-max / Mittelwert ± Standardabweichung	**72,3** ± 5,6	**72,4** ± 4,2	**71,3** ± 5,8
Minimum / Maximum	61 / 86	62 / 84	57 / 83
l-min / Mittelwert ± Standardabweichung	**80,3** ± 5,1	**80,9** ± 5,9	**83,0** ± 6,3
Minimum / Maximum	71 / 95	66 / 93	60 / 97
l-max / Mittelwert ± Standardabweichung	**92,7** ± 5,1	**91,1** ± 5,6	**89,8** ± 7,5
Minimum / Maximum	81 / 107	77 / 102	65 / 109
f-min/ Mittelwert ± Standardabweichung	**61,5** ± 9,1	**63,8** ± 9,7	**64,8** ± 7,4
Minimum / Maximum	41 / 83	40 / 79	40 / 83
f-max / Mittelwert ± Standardabweichung	**79,7** ± 7,3	**78,8** ± 7,8	**73,7** ± 9,1
Minimum / Maximum	64 / 100	57 / 94	40 / 95

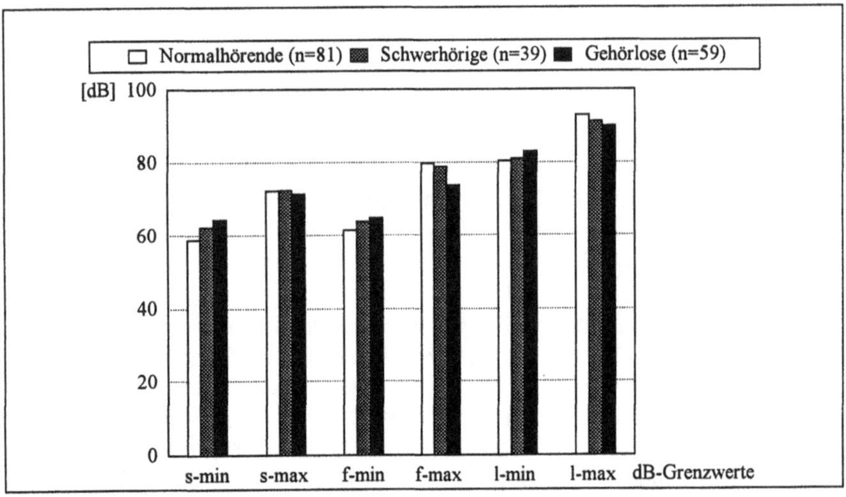

Abbildung 7-8: Dynamikgrenzen (leise, laute u. Formantkurve) der Hörbefundgruppen

7.3.2 Kindergarten- und Schulkinder

Bemerkenswert ist, daß zwar insgesamt die Grenzwerte mit zunehmendem Hörverlust schlechter werden, d.h. daß die Leistung, ganz leise oder ganz laut zu phonieren, infolge des Hörverlustes nachläßt. Immerhin zeigt folgende Tabelle (Tab. 7-12) aber auch, daß diese Fähigkeit bei den normalhörenden Kindern mit zunehmendem Alter ebenfalls abnimmt. So wird bei den normalhörenden Schulkindern die leise Kurve insgesamt lauter, die Formant- und laute Kurve insgesamt leiser. Dies ist bei den hörgestörten Kindern nicht in dem Maße zu beobachten. Vor allem bei den gehörlosen Kindern tritt eine Entwicklung bei den Schulkindern ein. Es steigt parallel dazu jedoch mit zunehmendem Hörverlust auch die Verteilung der Werte auf mehrere Tonhöhen.

Tabelle 7-12: Dynamikgrenzen der Kindergarten- und Schulkinder der HBG

mittlere Dynamik-grenzen in [dB]	**normalhörend**		**schwerhörig**		**gehörlos**	
	Kinder-garten (n = 24)	***Schule*** (n = 57)	***Kinder-garten*** (n = 13)	***Schule*** (n = 26)	***Kinder-garten*** (n = 17)	***Schule*** (n = 42)
s-min / Mittelwert ± Standardabweichung	**56,5** ± 3,3	**59,7** ± 3,8	**62,0** ± 4,6	**62,2** ± 4,0	**62,4** ± 7,7	**65,1** ± 6,0
s-max / Mittelwert ± Standardabweichung	**69,8** ± 6,2	**73,4** ± 5,0	**71,5** ± 6,2	**72,8** ± 6,1	**68,7** ± 6,5	**72,4** ± 5,3
f-min / Mittelwert ± Standardabweichung	**67,3** ± 10,1	**59,1** ± 7,5	**66,7** ± 10,5	**62,4** ± 9,3	**62,5** ± 9,2	**65,8** ± 6,5
f-max / Mittelwert ± Standardabweichung	**85,0** ± 7,0	**77,5** ± 6,3	**78,2** ± 8,2	**79,2** ± 7,8	**71,6** ± 12,1	**74,6** ± 7,7
l-min / Mittelwert ± Standardabweichung	**82,5** ± 6,1	**79,4** ± 4,4	**81,4** ± 6,7	**80,7** ± 5,5	**80,7** ± 7,5	**83,9** ± 5,6
l-max / Mittelwert ± Standardabweichung	**95,3** ± 5,3	**91,7** ± 4,7	**89,2** ± 5,8	**92,2** ± 5,4	**86,7** ± 8,3	**91,2** ± 6,8

7.4 Dynamikbreiten

Nach der Übersicht über die Grenzwerte der drei innerhalb der Stimmfeldmessung aufgezeichneten Kurven interessieren nunmehr die Dynamikbreiten innerhalb der Kurven und die gesamte Dynamikbreite.

7.4.1 Hörbefundgruppen

Die gesamte Dynamikbreite verringert sich mit zunehmendem Hörverlust.
Innerhalb der drei Kurven ist jeweils bei den normalhörenden Kindern der Grad der Dynamikbreite vom leisesten zum lautesten Wert der Kurve am größten. Die schwerhörigen und gehörlosen Kinder zeigen geringere Dynamikbreiten innerhalb der Kurven. Mit anderen Worten: die Dynamikzunahme ist im Verlaufe des jeweils leisen oder lauten Phonierens vom tiefst bis höchst möglichen Ton bei den hörgestörten Kindern geringer als bei den normalhörenden Kindern (vgl. Tab. 7-13).

Tabelle 7-13: Dynamikbreiten der Hörbefundgruppen

mittler. Dynamik-breiten in [dB]	**normalhörend** (n = 81)	**schwerhörig** (n = 39)	**gehörlos** (n = 59)
Dynamik-gesamt	**34,0** ± 6,65	**29,0** ± 6,77	**25,6** ± 8,93
Min/Max	15/50	15/40	5/47
s-intra-Breite	**13,6** ± 5,74	**10,3** ± 5,83	**7,0** ± 5,72
Min/Max	4/31	0/23	0/23
f-intra-Breite	**18,2** ± 8,21	**15,0** ± 9,89	**8,9** ± 7,13
Min/Max	1/49	3/50	0/35
l-intra-Breite	**12,4** ± 5,44	**10,2** ± 5,96	**6,9** ± 5,36
Min/Max	1/26	1/25	0/23

Beim Vergleich der Differenzen der Dynamikbreiten zwischen den Gruppen zeigen sich ebenfalls einige signifikante Unterschiede (Tab. 7-14).
Die gesamte Dynamikbreite unterscheidet sich zum einen zwischen den normalhörenden und den schwerhörigen und zum anderen auch zwischen den normalhörenden und den gehörlosen Kindern höchst signifikant ($p \leq 0,001$), nicht jedoch zwischen den 2 hörgestörten Gruppen.
Beim Vergleich der kurvenspezifischen Dynamikbreiten sind es vor allem die gehörlosen und normalhörenden Kinder, deren Differenzen zueinander höchst signifikant sind. Die Differenzen der s-intra-Breiten sind sowohl zwischen den normalhörenden und schwerhörigen, als auch den schwerhörigen und gehörlosen Kindern signifikant unterschiedlich. Betreffs der f-intra-Breite und der l-intra-Breite unterscheiden sich die schwerhörigen und gehörlosen Kinder signifikant voneinander.

Tabelle 7-14: Differenzen der Dynamikbreiten zwischen den Hörbefundgruppen

Differenz der mittleren Dynamikbreiten (in [dB]) zwischen	***Dynamik-gesamt***	***s-intra-Breite***	***f-intra-Breite***	***l-intra-Breite***
normalhörend - schwerhörig	5,0 ***	3,4 *	3,2	2,2
normalhörend - gehörlos	8,4 ***	6,6 ***	9,3 ***	5,6 ***
schwerhörig - gehörlos	3,4	3,2 *	6,1 *	3,3 *

* = ($p \leq 0,05$); *** = ($p \leq 0,001$)

7.4.2 Kindergarten- und Schulkinder

Die folgende Tabelle beinhaltet die Dynamikbreiten für die drei Kurven und die gesamte Dynamikbreite der Kindergarten- und Schulkinder (Tab. 7-15).

Tabelle 7-15: Dynamikbreiten der Kindergarten- und Schulkinder der HBG

	normalhörend		**schwerhörig**		**gehörlos**	
Dynamikbreiten in [dB]	***Kinder-garten*** (n = 24)	***Schule*** (n = 57)	***Kinder-garten*** (n = 13)	***Schule*** (n = 26)	***Kinder-garten*** (n = 17)	***Schule*** (n = 42)
Dynamik-gesamt	**38,8** ± 5,64	**32,0** ± 6,03	**27,2** ± 6,30	**29,9** ± 6,93	**24,4** ± 7,32	**26,1** ± 9,54
s-intra-Breite	**13,3** ± 6,21	**13,8** ± 5,58	**9,5** ± 6,02	**10,7** ± 5,80	**6,3** ± 4,83	**7,3** ± 6,07
f-intra-Breite	**17,7** ± 9,04	**18,4** ± 7,90	**11,5** ± 12,20	**16,8** ± 8,21	**9,5** ± 6,80	**8,7** ± 7,33
l-intra-Breite	**12,8** ± 6,52	**12,3** ± 4,97	**7,8** ± 5,72	**11,4** ± 5,80	**6,0** ± 3,89	**7,2** ± 5,85

Wiederum ist der jeweilige Dynamikwert für die normalhörenden Kinder insgesamt größer als bei den hörgestörten Kindern, bei denen er zudem mit abnehmendem Hörvermögen kleiner wird. Die Dynamikbreite-gesamt nimmt bei den hörgestörten Kindern im Vergleich zwischen Kindergarten- zu Schulkindern zu. Bei den normalhörenden Kindern nimmt sie jedoch ab. Hinsichtlich der kurvenspezifischen Werte ist wiederum eine geringe Abnahme der Dynamikbreite nur bei der lauten Kurve der normalhörenden Kinder zu beobachten. Bei der Formantkurve werden nur die Werte der gehörlosen Kinder mit zunehmendem Alter kleiner (Tab. 7-16).

Tabelle 7-16: Differenzen der Dynamikbreiten zwischen den Kindergarten- und Schulkindern der HBG

	Differenz (in [dB]) zwischen den mittler. Dynamikbreiten der Kindergarten- und Schulkinder			
	Dynamik-gesamt	***s-intra-Breite***	***f-intra-Breite***	***l-intra-Breite***
normalhörend	-6,7 ***	0,5	0,7	-0,5
schwerhörig	2,7	1,2	5,3	3,6
gehörlos	1,7	1,0	0,7	1,2

*** = ($p \leq 0{,}001$)

Deutlich fällt die negative Differenz zwischen den normalhörenden Kindergarten- und Schulkindern ins Auge. Auch innerhalb der lauten Kurve nimmt die Dynamikbreite ab. Die Differenz ist jedoch nicht signifikant. Insgesamt sind die nicht-signifikanten kurveninternen Differenzen auffällig. Bei der näheren Betrachtung der normalhörenden Kinder über die 4 in der Abbildung (Abb. 7-9) aufgeführten Altersgruppen tritt eine Verringerung des Dynamikumfanges vorrangig bei den 7- und 8-jährigen Schulkindern ein. Im Verhältnis zu den 5- und

6-jährigen Kindergartenkindern ist die Differenz hoch signifikant ($p \leq 0{,}01$) und zu den 9- und 10-jährigen Schulkindern unterschiedlich signifikant ($p \leq 0{,}05$).

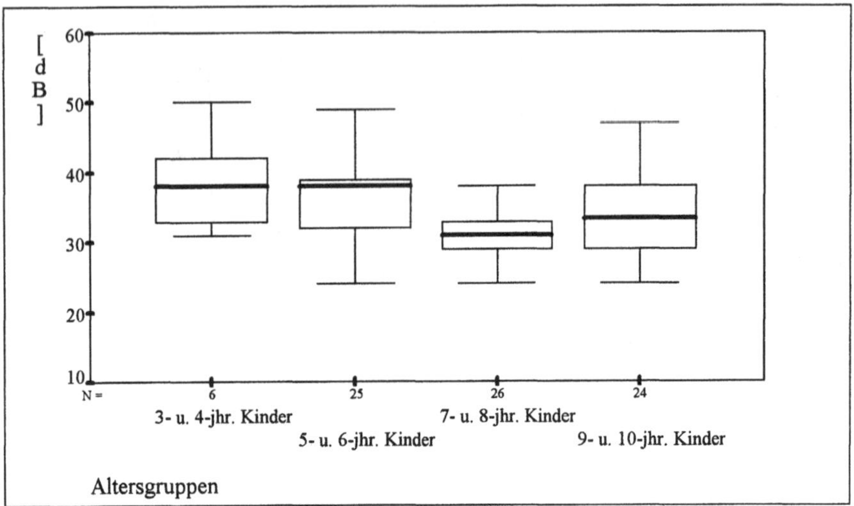

Abbildung 7-9: Dynamikbreite-gesamt normalhörender Kinder

7.4.3 Kindergartenkinder der Hörbefundgruppen und Schulkinder der Hörbefundgruppen

Die bereits beschriebenen statistisch signifikanten Unterschiede zwischen den Dynamikbreiten der Hörbefundgruppen sind zum größten Teil auch beim separaten Vergleich der Dynamikbreiten innerhalb der Kindergartenkinder und innerhalb der Schulkinder wiederzufinden. (Tab. 7-17; 7-18)
Jedoch ist bei den Kindergartenkindern im Vergleich von normalhörend und schwerhörig die s-intra-Breite nicht mehr, dafür aber die l-intra-Breite signifikant. Alle signifikanten Unterschiede zwischen den schwerhörigen und gehörlosen Kindern verlieren sich bei dem Vergleich innerhalb der Kindergartenkinder.
Innerhalb des Vergleiches der Schulkinder verliert sich bei normalhörenden und schwerhörigen Kindern der beim groben Vergleich der Hörbefundgruppen gefundene signifikante Unterschied der Dynamikbreite-gesamt.
Bei der weiteren Aufteilung der Untersuchungsgruppen nach dem Geschlecht konnten zwischen männlichen und weiblichen normalhörenden, schwerhörigen und gehörlosen Kindern keine Unterschiede bezüglich der Dynamikbreiten registriert werden.

Tabelle 7-17: Differenzen der Dynamikbreiten zwischen den Kindergartenkindern der HBG

Differenz der mittleren Dynamikbreiten (in [dB]) bei *Kindergartenkindern* zwischen	***Dynamik-gesamt***	***s-intra-Breite***	***f-intra-Breite***	***l-intra-Breite***
normalhörend - schwerhörig	11,6 ***	3,8	6,2	5 *
normalhörend - gehörlos	14,4 ***	7 ***	8,2 **	6,7 ***
schwerhörig - gehörlos	2,8	3,2	2	1,8

* = ($p \leq 0{,}05$); ** = ($p \leq 0{,}01$); *** = ($p \leq 0{,}001$)

Tabelle 7-18: Differenzen der Dynamikbreiten zwischen den Schulkindern der HBG

Differenz der mittleren Dynamikbreiten (in [dB]) bei *Schulkindern* zwischen	***Dynamik-gesamt***	***s-intra-Breite***	***f-intra-Breite***	***l-intra-Breite***
normalhörend - schwerhörig	2,1	3,1 *	1,6	0,9
normalhörend - gehörlos	6 ***	6,1 ***	9,7 ***	5,1 ***
schwerhörig - gehörlos	3,8	3,3 *	8,1 ***	4,2 **

* = ($p \leq 0{,}05$); ** = ($p \leq 0{,}01$); *** = ($p \leq 0{,}001$)

7.5 Mittlere Klangkoeffizienten

Die einzige in diesem Rahmen mögliche Aussage zur qualitativen Seite der stimmlichen Leistung bringt der Vergleich der Klangkoeffizienten, wobei die reine Betrachtung der Werte eher von quantitativer Seite aus erfolgt, die Interpretation der Ergebnisse jedoch gewisse Rückschlüsse auf die Qualität der Stimmen zuläßt.

7.5.1 Hörbefundgruppen

Insgesamt haben die schwerhörigen Kinder den prozentual höchsten mittleren Klangkoeffizienten. Die normalhörenden und die gehörlosen Kinder zeigen einen ähnlichen Klangkoeffizienten (Tab. 7-19). Die Differenz zwischen den mittleren Klangkoeffizienten der 3 Hörbefundgruppen zeigt jedoch einen signifikanten Unterschied ($p \leq 0{,}05$) nur zwischen den schwerhörigen und gehörlosen Kindern (7-20).

Tabelle 7-19: Mittlerer Klangkoeffizient der Hörbefundgruppen

mittler. Klangkoeffizient in [%]	**normalhörend** (n = 81)	**schwerhörig** (n = 39)	**gehörlos** (n = 59)
Klangkoeffizient ± Standardabweichung	**81,9** ± 5,3	**83,4** ± 4,8	**80,5** ± 5,2
Min / Max	65,8 / 92,4	67,3 / 93,9	64,1 / 90,4

Tabelle 7-20: Differenzen der mittleren Klangkoeffizienten zwischen den Hörbefundgruppen

Differenz der mittler.Klangkoeffizienten (in [%]) zwischen	
normalhörend - schwerhörig	- 1,5
normalhörend - gehörlos	1,4
schwerhörig - gehörlos	2,9 *

* = ($p \leq 0,05$)

7.5.2 Kindergarten- und Schulkinder

Beim Vergleich der mittleren Klangkoeffizienten zwischen den Kindergarten- und Schulkindern ist jeweils eine Abnahme mit steigendem Alter zu bemerken. Insgesamt besitzen die normalhörenden Kindergartenkinder einen größeren Klangkoeffizienten als die hörgestörten Kinder, der auch innerhalb dieser Gruppe mit zunehmender Hörstörung weiter abnimmt.
Bei den Schulkindern besitzen die schwerhörigen Kinder den größten Klangkoeffizienten. Normalhörende und gehörlose Kinder unterscheiden sich wiederum kaum (Tab. 7-21). Die Differenz zwischen den mittleren Klangkoeffizienten (Tab. 7-22) ist nur bei normalhörenden Kindergarten- und Schulkindern signifikant ($p \leq 0,05$).

Tabelle 7-21: Mittlerer Klangkoeffizient der Kindergarten- und Schulkinder der HBG

	normalhörend		**schwerhörig**		**gehörlos**	
	Kinder-garten (n = 24)	***Schule*** (n = 57)	***Kinder-garten*** (n = 13)	***Schule*** (n = 26)	***Kinder-garten*** (n = 17)	***Schule*** (n = 42
mittler. Klangkoeffizient in [%] ± Standardabweichung	**85,81** ± 4,58	**80,24** ± 4,67	**84,76** ± 3,79	**82,73** ± 5,24	**81,05** ± 6,22	**80,33** ± 4,78

Tabelle 7-22: Differenzen der mittleren Klangkoeffizienten zwischen den Kindergarten- und Schulkindern der HBG

Differenz der mittleren Klangkoeffizienten (in [%]) zwischen	
normalhörenden Kindergarten- und Schulkinder	-5,57 *
schwerhörigen Kindergarten- und Schulkinder	-2,03
gehörlosen Kindergarten- und Schulkinder	-0,72

* = ($p \leq 0,05$)

Da die Tatsache, daß die Klangkoeffizienten besonders bei normalhörenden Kindern mit steigendem Alter abnehmen, doch erstaunlich ist, wurden die folgenden 4 Altersgruppen speziell auf diese Abnahme hin untersucht. Dabei zeigte sich eine signifikante ($p \leq 0,05$) Differenz besonders zwischen den 5/6-jährigen und 7/8-jährigen Kindern, also der älteren Kindergartengruppe und der jüngeren Schulgruppe (Abb. 7-10).

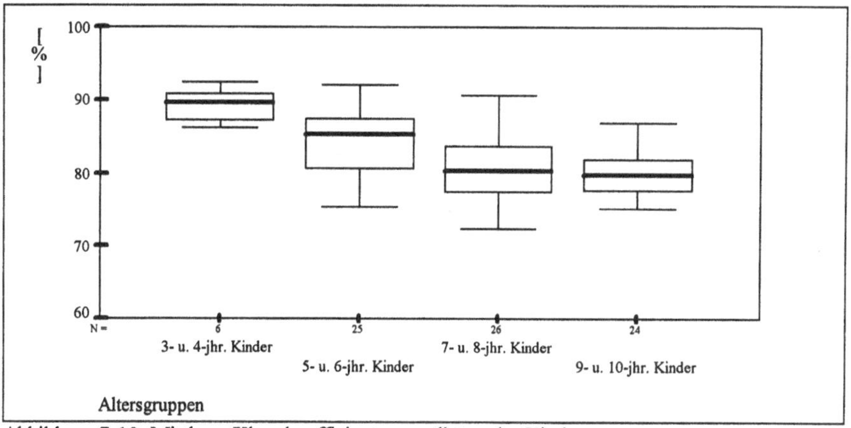

Abbildung 7-10: Mittlerer Klangkoeffizient normalhörender Kinder

7.5.3 Kindergartenkinder der Hörbefundgruppen und Schulkinder der Hörbefundgruppen

Bei den Kindergartenkindern ist der Unterschied der mittleren Klangkoeffizienten zwischen normalhörend und gehörlos signifikant (Tab. 7-23). Dies bedeutet, daß die schwerhörigen Kinder im jüngeren Alter noch keinen starken Unterschied zu den anderen zwei Gruppen zeigen, wie es beim groben Vergleich der Hörbefundgruppen der Fall war.

Tabelle 7-23: Differenz der Klangkoeffizienten zwischen den Kindergartenkindern der HBG

Differenz der mittleren Klangkoeffizienten (in [%]) bei *Kindergartenkindern* zwischen	
normalhörend - schwerhörig	1,05
normalhörend - gehörlos	4,76 **
schwerhörig - gehörlos	3,72

** = ($p \leq 0,01$)

Erst bei den Schulkindern gibt es eine deutliche Differenzierung der schwerhörigen Kinder zu den zwei anderen Hörbefundgruppen, die jedoch nur zwischen normalhörend und schwerhörig signifikant ist (Tab. 7-24).

Tabelle 7-24: Differenz der Klangkoeffizienten zwischen den Schulkindern der HBG

Differenz der mittleren Klangkoeffizienten (in [%]) bei *Schulkindern* zwischen	
normalhörend - schwerhörig	-2,5 *
normalhörend - gehörlos	-0,09
schwerhörig - gehörlos	2,4

* = ($p \leq 0{,}05$)

Bei der weiteren Aufteilung der Untersuchungsgruppen nach dem Geschlecht konnten zwischen männlichen und weiblichen normalhörenden, schwerhörigen und gehörlosen Kindern keine signifikanten Unterschiede bezüglich der mittleren Klangkoeffizienten registriert werden.

7.6 Mittlere Sprechstimmlagen

Die mittleren Sprechstimmlagen wurden auf die zwei in der Literatur beschriebenen Haupttendenzen, d.h. die erhöhten Sprechstimmlagen und ihre starke Variation bei hörgestörten Kindern, und das Absinken der Sprechstimmlage mit zunehmendem Alter, hin unterucht. Da die individuellen Sprechstimmlagen nach Halbtonschritten bestimmt wurden, verbot sich - wie mehrmals betont - ein reiner Mittelwertvergleich. Deshalb wurde hier wiederum der Modalwert ermittelt. Für die vorliegende Untersuchung bedeutete dies die Ermittlung der am häufigsten auftretenden Sprechstimmlagen für die jeweiligen Gruppen.

7.6.1 Hörbefundgruppen

Die folgende Abbildung zeigt die prozentuale Verteilung der Kinder aller Hörbefundgruppen auf die gemessenen mittleren Sprechstimmlagen (mSSL). Deutlich ist die unterschiedlich starke Verteilung der Kinder der Hörbefundgruppen auf die möglichen Tonhöhen zu sehen (Abb. 7-11). Insgesamt liegen die normalhörenden Kinder, die ihre stärkste Häufung (36%) auf "c1" haben, tiefer als die schwerhörigen, die zwar ebenfalls größtenteils (31%) auf "c1" liegen, aber eine zweite Anhäufung (23%) bei "d1" zeigen. Sie sind auch tiefer als die gehörlosen Kinder, wobei die meisten von ihnen (30%) auf "d1" und damit insgesamt am höchsten liegen. Auch die Verteilung der Werte auf mehrere Tonhöhen ist bei dieser Gruppe am stärksten.

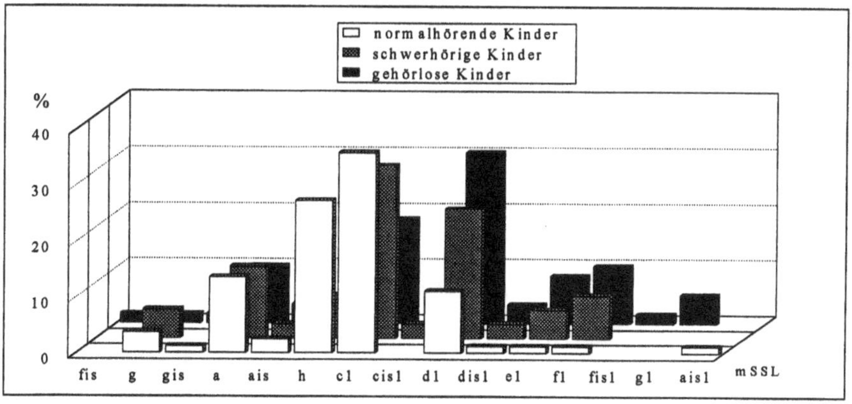

Abbildung 7-11: Mittlere Sprechstimmlagen der Hörbefundgruppen

7.6.2 Kindergarten- und Schulkinder

Der Modalwert der **normalhörenden** Kindergartenkinder (54%) liegt auf "c1" und bei den Schulkindern (37%) auf "h". Hier ist eine Vertiefung der Sprechstimmlage zu erkennen. Immerhin darf nicht verkannt werden, daß eine zweite Häufung (28%) der hörenden Schulkinder noch bei "c1" zu finden ist (Abb. 7-12). Bei der Aufsplittung der Schulkinder in die Gruppe der 7- und 8-jährigen Kinder und die Gruppe der 9- und 10-jährigen Kinder läßt sich die Verlagerung der meisten Kinder auf den tieferen Wert von "h" deutlich (42%) im Falle der älteren Schulkinder beobachten. Demgegenüber zeigt sich für die jüngeren und älteren Kindergartenkinder eine ähnlich starke Verteilung der Kinder auf "c1".

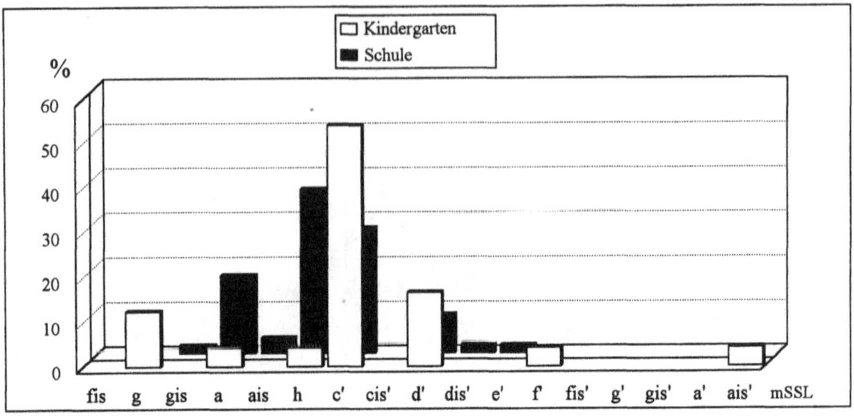

Abbildung 7-12: Mittlere Sprechstimmlagen normalhörender Kinder

Bei den **schwerhörigen** Kindern deutet sich eine eher gegensätzliche Entwicklung an (Abb. 7-13).
Die Kindergartenkinder liegen zu 31% auf "a" und zu 23% auf "c1".
Bei den Schulkinder findet sich der größte Teil der Kinder, und zwar 35% auf "c1" und immerhin fast genau so viele, nämlich 31 % der Kinder auf noch höherem Ton von "d1", d.h. hier ist eine Tendenz zur Erhöhung der Sprechstimmlagen mit dem Älterwerden zu erkennen. Im Vergleich zu den normalhörenden Kindern liegt dies deutlich höher, d.h. einen Halbton bzw. 1 ½ Töne.

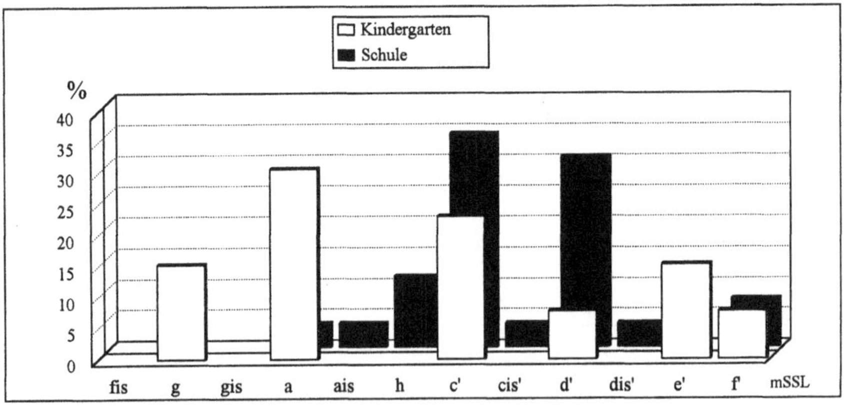

Abbildung 7-13: Mittlere Sprechstimmlagen schwerhöriger Kinder

Bei den **gehörlosen** Kindergartenkindern ist eine deutliche Anhäufung auf einem Ton nicht zu finden. Die Kinder verteilen sich zu 23 % auf "a", zu 18% auf "c1"

und zu 23% auf "d1". Bemerkenswert ist, daß sich noch einmal 18 % auf "f1"' einstellen. Die Verteilung der Werte auf mehrere Tonhöhen ist hier sehr groß. Betrachtet man separat die kleine Gruppe der 3- und 4-jährigen Kindergartenkinder, so sieht man, daß jeweils 2 der insgesamt 6 Kinder auf "e1" und "f1" zu finden sind. Doch bereits bei den 5- und 6-Jährigen liegen die meisten Kinder auf "a"/"c1"/"d1".
Bei den gehörlosen Schulkindern zeigt sich ein anderes Bild. Eine Verteilung der Werte auf mehrere Tonhöhen liegt zwar auch vor, aber es gibt trotzdem eine klare Anhäufung der Kinder von 33% auf "d1". Das ist wiederum 1 ½ Töne höher als bei den normalhörenden Schulkindern, deckt sich jedoch mit dem höheren Wert der schwerhörigen Schulkinder (Vgl. Abb. 7-14 mit Abb. 7-12 und Abb. 7-13).

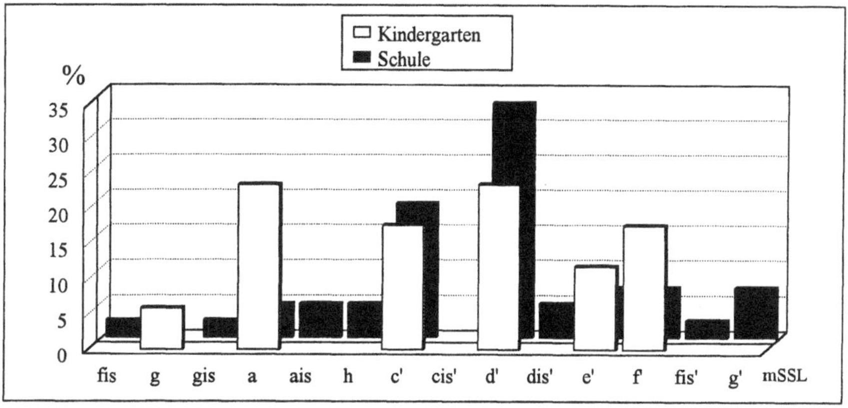

Abbildung 7-14: Mittlere Sprechstimmlagen gehörloser Kinder

Überschaut man nun die Gesamtheit der Kindergartenkinder im Hinblick auf die mittlere Sprechstimmlage ergibt sich Folgendes (Abb. 7-15).
Neben der fast gleichförmigen Verteilung der Werte auf mehrere Tonhöhen bei den hörgestörten Kindern ist eine starke Anhäufung der normalhörenden Kinder auf "c1" zu bemerken.

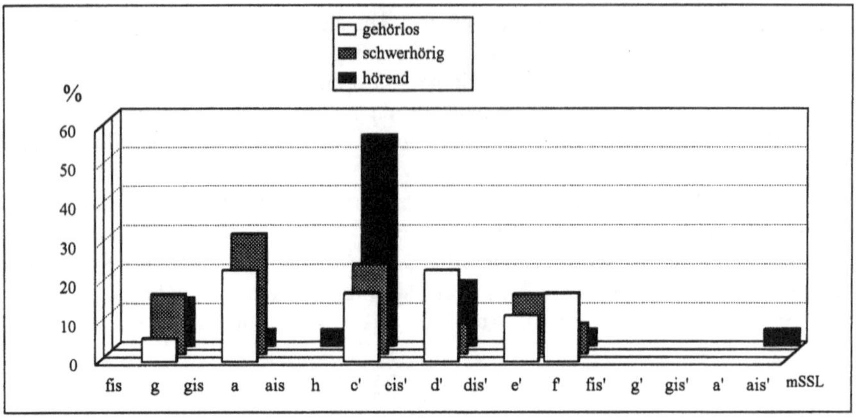

Abbildung 7-15: Mittlere Sprechstimmlagen der Kindergartenkinder

Auch der Vergleich der Schulkinder untereinander verdeutlicht die unterschiedlichen Auswirkungen der Hörstörung auf die mittlere Sprechstimmlage. Bei den hörgestörten Schulkindern ist klar eine starke Erhöhung der mSSL zu bemerken. Außerdem steigt parallel dazu die Verteilung der Werte auf mehrere Tonhöhen (Abb. 7-16).

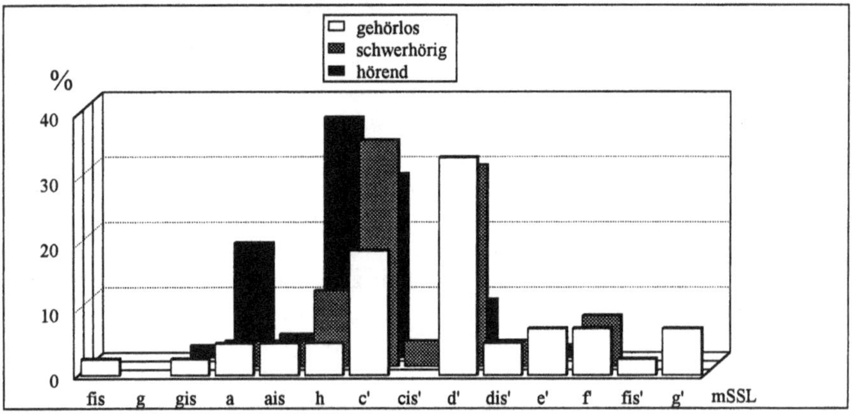

Abbildung 7-16: Mittlere Sprechstimmlagen der Schulkinder

Bei der weiteren Aufteilung der Untersuchungsgruppen nach dem Geschlecht konnten zwischen männlichen und weiblichen normalhörenden, schwerhörigen und gehörlosen Kindern keine signifikanten Unterschiede bezüglich der mittleren Sprechstimmlagen registriert werden.

7.6.3 Quotient aus relativer Sprechstimmlage und gesamtem Halbtonumfang

Der Quotient aus relativer Sprechstimmlage und gesamtem Halbtonumfang (RS/HTU) wurde für jede Gruppe gemittelt (Tab. 7-25). Der Unterschied zwischen den normalhörenden und den gehörlosen Kindern ist signifikant ($p \leq 0,05$).

Tabelle 7-25: Quotient aus relativer Sprechstimmlage und gesamtem Halbtonumfang (RS/HTU)

normalhörende Kinder	0,16
schwerhörige Kinder	0,19
gehörlose Kinder	0,25*

* = ($p \leq 0,05$)

Die folgende Tabelle (7-26) zeigt die mittleren Quotienten "RS/HTU" für die Kindergarten- und Schulkinder der 3 Hörbefundgruppen. Bei den normalhörenden Kindern ist der Quotient im Schulalter geringer, bei den hörgestörten Kindern größer.

Tabelle 7-26: Quotient aus relativer Sprechstimmlage und gesamtem Halbtonumfang (RS/HTU) bei Kindergarten- und Schulkindern der 3 Hörbefundgruppen

normalhörende *Kindergartenkinder* (n = 24)	0,19
normalhörende *Schulkinder* (n = 57)	0,14
schwerhörige *Kindergartenkinder* (n= 13)	0,14
schwerhörige *Schulkinder* (n = 26)	0,22
gehörlose *Kindergartenkinder* (n = 17)	0,18
gehörlose *Schulkinder* (n = 42)	0,28

Zwischen den Kindergartenkindern der Hörbefundgruppen liegen keine signifikanten Unterschiede vor (Tab. 7-27).Der Unterschied zwischen den normalhörenden und schwerhörigen Schulkindern ist signifikant und zwischen den normalhörenden und gehörlosen Schulkindern sogar hoch signifikant (Tab. 7-28).

Tabelle 7-27: Differenz der mittleren Quotienten "RS/HTU" zwischen den Kindergartenkindern der HBG

Differenz des mittleren Ouotienten "RS/HTU" bei *Kindergartenkindern* zwischen	
normalhörend - schwerhörig	0,05
normalhörend - gehörlos	0,01
schwerhörig - gehörlos	- 0,04

Tabelle 7-28: Differenz der mittleren Quotienten "RS/HTU" zwischen den Schulkindern der HBG

Differenz des mittleren Quotienten "RS/HTU" bei *Schulkindern* zwischen	
normalhörend - schwerhörig	- 0,08*
normalhörend - gehörlos	- 0,14**
schwerhörig - gehörlos	- 0,06

* = ($p \leq 0,05$); ** = ($p \leq 0,01$)

7.7 Darstellung der Abhängigkeit der Variablen bei den Hörbefundgruppen

Bei einer so umfangreichen Anzahl von Ergebnissen und Variablen mit zum Teil widersprüchlichen Resultaten stellt sich unweigerlich die Frage nach Beziehungen zwischen den Variablen. Zum Verständnis von Entwicklungsprozessen, wie sie im Falle der quantitativen Stimmerkmale vorliegen, gehört deshalb die Betrachtung von Zusammenhängen (Korrelationen) zwischen Variablen.
Es konnte bei der bivariaten Korrelationsberechnung für die Hörbefundgruppen eine Korrelation nur zwischen den Variablen "HTU-gesamt" und "Dynamikbreite" nachgewiesen werden. Der Korrelationskoeffizient "r" = 0,4395 kann jeweils auch nur als geringe Korrelation interpretiert werden (ein Wert nahe 1 zeigt einen starken und ein Wert nahe 0 einen schwachen Zusammenhang an).

Bei den schwerhörigen Kindern konnte eine geringe Korrelation zusätzlich zwischen dem "Klangkoeffizienten" und der "Dynamikbreite" nachgewiesen werden. Alle anderen Hauptvariablen zeigten keine Korrelation zueinander. Im Folgenden sollen zur Veranschaulichung der zwar geringen, aber immerhin vorhandenen Werte der Korrelationskoeffizienten die entsprechenden Scatterplots von Kindergarten- und Schulkindern der Hörbefundgruppen wiedergegeben werden. Zusätzlich sind die Regressionsgeraden eingetragen (Abb. 7-17; 7-18).

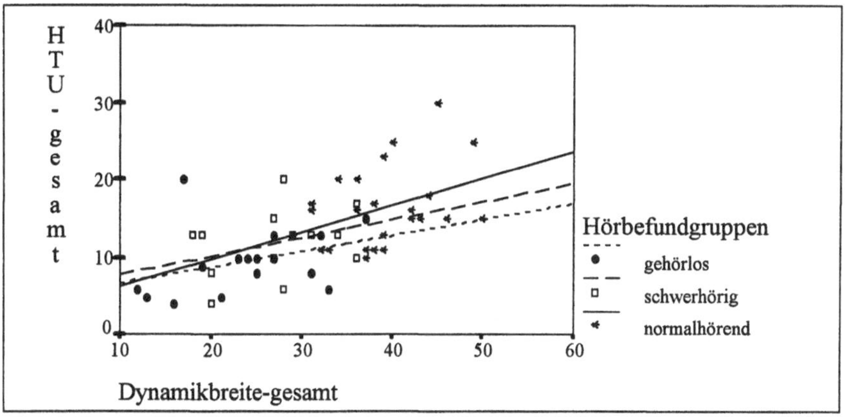

Abbildung 7-17: Korrelation zwischen HTU-gesamt und Dynamikbreite-gesamt bei Kindergartenkindern

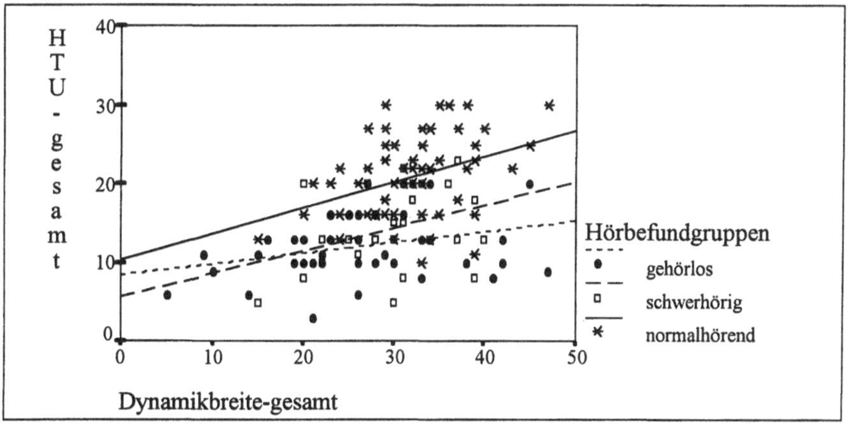

Abbildung 7-18: Korrelation zwischen HTU-gesamt und Dynamikbreite-gesamt bei Schulkindern

Die Korrelationskoeffizienten "r" der jeweiligen Hörbefundgruppen (bei normalhörenden Kindern = 0,3718, bei schwerhörigen Kindern = 0,3739 und bei gehörlosen Kindern = 0,3158) sind zwar Ausdruck einer vorhandenen, aber nur geringen Korrelation.

7.8 Gesamtübersicht über die wichtigsten Untersuchungsergebnisse

Die folgende Tabelle gibt einen Überblick über die wichtigsten Ergebnisse dieser Untersuchung.

Die Aufteilung der Hörbefundgruppen in Kindergarten- und Schulkinder erlaubt eine Einschätzung der Entwicklung der quantitativen Stimmerkmale mit zunehmendem Alter. Die Angaben der Standardabweichungen verdeutlichen deren teilweise starke Derivationen vom Mittelwert. Bei den mittleren Sprechstimmlagen wurden die am häufigsten aufgetretenen Tonhöhen angeführt (mindestens 50% der mittleren Sprechstimmlagen).

Tabelle 7-29: Zusammenfassende Übersicht über die wichtigsten Untersuchungsergebnisse bei den Kindergarten- und Schulkindern der Hörbefundgruppen

	Halbtonumfang -gesamt in [HT]	Dynamikbreite -gesamt in [dB]	mittler. Klang-koeffizient in [%]	mittler. Sprechstimmlage (**Modalwerte**)
normalhörende Kindergartenkinder (n = 24)	**16,4** ± 5,2	**38,8** ± 5,6	**85,8** ± 4,6	**c1** (54%)
normalhörende Schulkinder (n = 57)	**21,0** ± 5,4	**32,0** ± 6,0	**80,2** ± 4,7	c1 (28%)/ **h** (37%)
schwerhörige Kindergartenkinder (n = 13)	**12,0** ± 4,3	**27,2** ± 6,3	**84,8** ± 3,8	**a** (31%)/ c1 (23%)
schwerhörige Schulkinder (n = 26)	**14,4** ± 5,2	**29,9** ± 6,9	**82,7** ± 5,2	**c1** (35%)/ d1 (31%)
gehörlose Kindergartenkinder (n = 17)	**9,7** ± 4,2	**24,4** ± 7,3	**81,1** ± 6,2	**a** (23%)/ c1 (18%)/ **d1** (23%)/ f1 (18%)
gehörlose Schulkinder (n = 42)	**12,0** ± 4,1	**26,1** ± 9,5	**80,3** ± 4,8	c1 (18%)/ **d1** (33%)

8 Diskussion

Den Ausgangspunkt der Untersuchung bildete die bereits in der Literatur vermutete Einschränkung quantitativer Stimmerkmale bei Hörverlust verschiedenen Grades. Die meist rein verbalen Beschreibungen der stimmlichen Auffälligkeiten betrafen den Klang (Seeman, 1969) oder die Bildungsweisen der Stimmen (Jussen et al., 1994). Nur wenige Autoren hatten den Versuch unternommen, die stimmlichen Auffälligkeiten Hörgestörter zu quantifizieren und mit den Ergebnissen normalhörender Kinder zu vergleichen. Häufiger ließen sich Ergebnisse, auch objektiven Charakters, bei der Durchsicht der Literatur im Hinblick auf Abweichungen bei suprasegmentalen Merkmalen in der Sprechweise Hörgestörter finden. Besonders Lindner (1955, 1957, 1962, 1965) hat mehrere Untersuchungen über die Intonation, und zwar sowohl zu Veränderungen des Tempos, der Dynamik als auch von Melodieverläufen hörgestörter Kinder durchgeführt und damit gleichsam wichtige Hinweise zum Verständnis der andersartigen Sprechweise gegeben.
Der Versuch der vorliegenden Arbeit war es, stimmliche Grundvoraussetzungen zu untersuchen, d.h. die stimmliche Leistungsfähigkeit hörgestörter Kinder zu bestimmen und mit derjenigen normalhörender Kinder zu vergleichen. Dazu wurden quantitative Grundmerkmale der stimmlichen Leistungsfähigkeit wie Tonhöhenumfang, Dynamikbreite und mittlere Sprechstimmlage registriert. Der Tonhöhenumfang und die Dynamikbreite stellen Rahmenbedingungen einer Stimme dar und sind entsprechend im Stimmfeld abbildbar. Die Stimmfeldmessung erlaubt zusätzlich die Bestimmung des mittleren Klangkoeffizienten, der sozusagen quantitativer Ausdruck qualitativer Stimmleistung ist.
Im Rahmen der Bestimmung der mittleren Sprechstimmlage und ihrer Bewertung wurde außerdem der Quotient aus der relativen Sprechstimmlage und dem gesamten Halbtonumfang "RS/HTU" ermittelt und sowohl zwischen den 3 Hörbefundgruppen als auch den jeweiligen Kindergarten- und Schulkindern verglichen.
Der Faktor Leistung ist normalerweise abhängig vom Alter und von Wachstumsprozessen, von den damit einhergehenden rein morphologischen Veränderungen am Kehlkopf und den Stimmlippen sowie von nervalen Reifungsprozessen und vom zunehmenden Atemvolumen. Um die Entwicklungseinbußen einschätzen zu können, welche durch die Hörstörungen zu vermuten waren, wurden die quantitativen Stimmerkmale nicht nur zwischen den verschieden stark hörgestörten Kindern sondern auch über die Zeit (Lebensalter) betrachtet. Es galt zu klären, wie und in welchem Grade der Hörstörung das fehlende Feedback die Ausdifferenzierung quantitativer Stimmerkmale beeinträchtigt und welche Rolle Alterungsprozesse bei der Entwicklung dieser Merkmale spielen.

Bei der Betrachtung der unterschiedlichen Halbtonumfänge (gesamt, leise Kurve, laute Kurve) ist eine deutliche (signifikante) Differenz zwischen den Hörbefundgruppen zu bemerken, die mit steigendem Grad der Hörstörung größer wird. Dies trifft bereits für den Vergleich zwischen den Kindergartenkindern der drei Hörbefundgruppen zu. Das bedeutet, daß bereits im Kindergartenalter bei hörgestörten Kindern von anderen stimmlichen Voraussetzungen auszugehen ist als bei normalhörenden Kindern.
Es ist weiterhin davon auszugehen, daß die Entwicklung der stimmlichen Fähigkeiten schon vorher, während des Beginns und der ersten Phasen der Sprachentwicklung, bei den hörgestörten Kindern auf einem niedrigen Niveau stehengeblieben ist, ja die stimmlichen Leistungen sich sogar abgebaut haben. Zu dem letztgenannten Schluß gelangt man, wenn man den Meinungen von Ringel u. Kluppel (1964), Hartlieb (1957) sowie Robb u. Saxman (1985) folgt, wonach bei normalhörenden und geistig normal entwickelten Kind bereits in den Phasen der Schrei- und Lallperioden sehr große Tonhöhenumfänge vorliegen. Doch schon bei den jüngsten hier untersuchten hörgestörten Kindern waren die Halbtonumfänge geringer als bei den gleichaltrigen normalhörenden Kindern.
Böhme u. Hecker (1970) gingen anhand ihrer Untersuchungen von der Vorstellung aus, daß "ein lückenloser Verlauf der alternsbedingten Funktionsänderungen der menschlichen Stimme vom Kindesalter bis zum Greisenalter" vorliegt, daß also die stimmlichen Merkmale mit dem zunehmenden Alter erst allmählich ausdifferenziert werden.
Dieser Ansicht ist im Falle der Tonhöhenumfänge zuzustimmen. So läßt sich bei den normalhörenden Kindern, aber auch bei den hörgestörten Kindern anfänglich eine Entwicklung der HTU erkennen, wie sie die Abbildung 8-1 zeigt. Die Differenz der HTU-gesamt und HTU-leise zwischen normalhörenden Kindergarten- und Schulkindern ist signifikant. Andererseits tritt bei der vergleichenden Betrachtung der HTU (sowohl gesamt als auch beim leisen und beim lauten Phonieren) bei hörgestörten Kindern nicht nur eine Stagnation der HTU, sondern sogar eine Verringerung bei den älteren Altersgruppen, also im weiteren Reifeprozeß, ein. So nehmen bei den Schulkindern die Differenzen der HTU zwischen den einzelnen Hörbefundgruppen zu, der Grad der Signifikanz steigt.

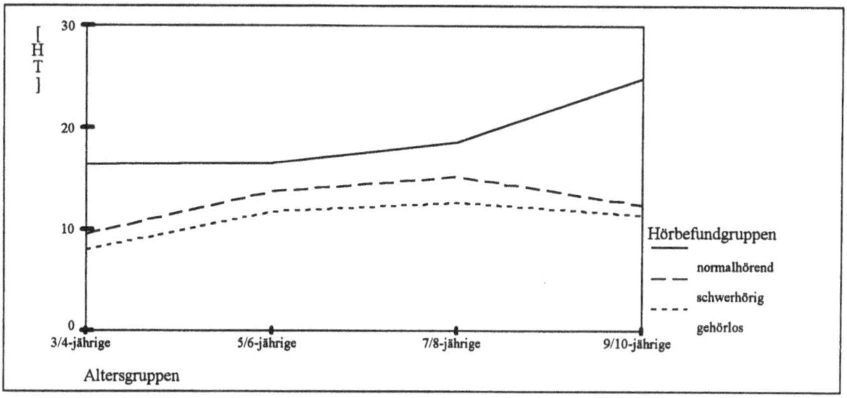

Abbildung 8-1: Halbtonumfänge-gesamt der HBG

Ein direkter Vergleich der Halbtonumfänge-gesamt der normalhörenden Kinder mit den in der Literatur gefundenen Angaben ist nur bedingt zulässig, da ja die hier registrierten Halbtonumfänge Zusammenfassungen (Kombinationen) aus den Halbtonumfängen beim leisen und lauten Phonieren darstellen, also nicht einer durchgehend gleichstarken Phonationssituation in Höhe und Tiefe entspringen. Trotzdem befinden sie sich in einem Bereich, der zum Teil durchschnittlich größere Umfänge aufweist, als es jene der im 3. Kapitel zitierten Tonhöhenumfänge in der älteren Literatur zeigen (siehe dazu Tab. 8-1).
Die Gruppe der 3/4-jährigen Kinder mit durchschnittlich 16,3 HT läßt sich mit den Angaben zu diesem Alter von Froeschels (1920) vergleichen, welcher durchschnittlich 10 HT für die jüngste Gruppe maß. Seine Ergebnisse liegen somit für diese Altersgruppe weit unter den Werten dieser Arbeit. Die 5/6-jährigen Kinder mit durchschnittlich 16,4 HT erreichten gegenüber den untersuchten Kindern des vorgenannten Autors 4 bis 5 HT mehr. Zusätzlich wiesen sie nur 1 HT weniger auf als die gleichaltrigen Kinder, welche von Böhme u. Hecker (1970) sowie Frank u. Tesarek (1980) untersucht wurden. Die Ergebnisse der 7/8-jährigen Kinder mit durchschnittlich 18,6 HT liegen über den Ergebnissen von Froeschels, aber nur gering niedriger als bei den von Böhme u. Hecker untersuchten Kindern mit 19 HT bzw. den von Frank u. Tesarek untersuchten Kindern mit ca. 20 bis 21 HT. Die 9/10-jährigen Kinder mit durchschnittlich 25 HT zeigen um ca. 2 bis 5 HT größere Umfänge als die Kinder, die von Böhme u. Hecker, bzw. von Frank u. Tesarek untersucht wurden. Wiederum sind es die 6- und 7-jährigen Kinder, die sich deutlich von den Kindern dieser Untersuchung, aber auch von denen der früheren Untersuchungen unterscheiden.
Insgesamt kann somit das Phänomen der Akzeleration anhand der größeren Halbtonumfänge im Vergleich zu älteren Untersuchungsergebnissen bei den normalhörenden Kindern recht eindrucksvoll bestätigt werden.

Tabelle 8-1: Vergleich der Halbtonumfänge aus der älteren Literatur mit den Ergebnissen der vorliegenden Arbeit (Angaben in [HT])

Autor	m./wbl.	4 Jahre	5 Jahre	6 Jahre	7 Jahre	8 Jahre	9 Jahre	10 Jahr
Paulsen 1900	männlich	k. A.	k. A.	8	9	10	13	15
	weiblich	k. A.	k. A.	8	11	13	15	17
Flatau/Gutzmann	männlich	k. A .	k. A.	k. A.	7	10	14	19
1908	weiblich	k. A.	k. A.	k. A.	7	10	22	22
Froeschels 1920	männlich	9	11	12	15	17	21	21
	weiblich	10	12	11	14	20	20	18
Böhme/Hecker	männlich	k. A.	k. A.	k. A.	18	20	23	20
1970	weiblich	k. A.	k. A.	17	20	19	23	23
Frank/Tesarek	männlich	15	15	20	von Alter u. Geschlecht unabhängig			
1980	weiblich	14	14	21	Sopran 22, Mezzo 22, Alt 20			
Zimmermann 1997	m./wbl.	17,4	17,4	16,2	16,7	20,4	25	25

Wie im Abschnitt "Ergebnisse" gezeigt, verlagern sich auch die Grenzwerte der Halbtonumfänge (gesamt, leise, laut) mit zunehmender Verringerung der Halbtonumfänge bei den hörgestörten Kindern. Bei allen HTU gibt es Einbußen im oberen (meist 3-5 HT) und unteren Bereich (7 bis 16 HT). Bemerkenswert dabei ist, daß insbesondere an den oberen Grenzen der Halbtonumfänge jeweils relativ starke Verteilungen der Werte auf mehrere Tonhöhen vorliegen. Beim leisen Phonieren z. B. fällt es vor allem den gehörlosen Kindern schwer, mit der Stimme in die Höhe zu gehen. Trotzdem ist erstaunlich, daß immerhin einige gehörlose Kinder in der Lage sind, beim leisen Phonieren bis "c2" zu kommen.
Es scheinen dabei jedoch nicht so sehr die Einbußen der Hörverluste in den oberen und unteren Frequenzbereichen zu sein, welche diese Besonderheit erklären. Vielmehr ist dieses "Nichterreichen" von extremen Höhen und Tiefen eher als "Ungeschicklichkeit", als "Unfähigkeit" im Sinne von nicht konditionierter Leistung anzusehen. Diese Leistung, wie sie ja nicht selten von stimmintensiven Berufsgruppen auch und vor allem mit der Hörkontrolle trainiert wird, um besondere stimmliche Anforderungen zu bewältigen, entwickelt sich bei verringertem oder fehlendem Gehör und damit einhergehender ungenügender "Benutzung" nicht weiter. Sie verkümmert geradezu wie ein Muskel, der bei Nichtbenutzung atrophiert. Es bedarf dann bei hörgestörten Kindern schon ganz besonderer, außergewöhnlicher Umstände, wie psychischen Stresses, um diese, durch fehlendes akustisches Feedback verursachte Leistungsschwäche zu kompensieren. Dieses Phänomen ist auch bei normalhörenden Menschen bekannt: in extremen Situationen ist der Körper fähig, Leistungen zu erbringen, die er im Normalfall nicht erreichen würde. Dies trifft gleichermaßen auf stimmliche Leistungen zu.
Das normalhörende Kind entfaltet nicht nur seine sprachlichen Fähigkeiten, indem es durch ständige auditive Kontrolle seine Sprache jener der Umgebung anpaßt, sondern es imitiert auch stimmliche Muster in der Tonhöhe, Lautstärke und Tempo

der gehörten Sprache. So konditioniert es seine stimmlichen Fähigkeiten. Es lernt, die Stimme für spezielle kommunikative Aufgaben in bestimmte Tonhöhen zu führen oder mit der nötigen Lautstärke zu benutzen. Da das Hörvermögen für die Wahrnehmung der akustischen Struktur der Sprache Voraussetzung ist, muß es beim hörgestörten Kind unweigerlich zu einer vergleichsweise eingeschränkten Entfaltung stimmlicher Leistungen kommen, erkennbar an kleineren Tonhöhenumfängen und verlagerten Tonhöhenumfangsgrenzen.

Eine bemerkenswerte Entwicklung zeigen die Dynamikbreiten. Grundsätzlich ist auch hier wieder die eingeschränkte Entfaltung im Sinne fehlender Konditionierung eines quantitativen Stimmerkmals aufgrund verringerten oder fehlenden Hörvermögens interpretierbar: die Dynamikbreite-gesamt ist bei den gehörlosen Kindern am kleinsten und bei den normalhörenden Kindern am größten; der entsprechende Unterschied zwischen den hörgestörten und den normalhörenden Kindern ist signifikant.
In den hier vorgenommenen Untersuchungen zeigte sich allerdings beim Vergleich zwischen den Kindergarten- und den Schulkindern eine entgegengesetzte Entwicklung der Dynamikbreiten. Bei den beiden hörgestörten Gruppen ist die Dynamikbreite-gesamt bei den Schulkindern größer, bei den normalhörenden Kindern ist sie kleiner. Die Interpretation dieses Ergebnisses fällt nicht leicht. Es könnte durchaus sein, daß sich bei der Realisierung der maximalen Lautstärke zuweilen eine Hemmschwelle aufbaut, deren Überwindung mit steigendem Alter schwerer fällt. Es ist demnach nicht auszuschließen, daß bei den normalhörenden Schulkindern eine solche Hemmschwelle existiert, welche die Fähigkeit zur maximalen Lautstärke einschränkte. Entsprechende Untersuchungen oder Befragungen wurden im Rahmen der Arbeit nicht vorgenommen. Da wiederum bei den Tonhöhenumfängen diese Hemmungen offenbar nicht zum Tragen gekommen sind und gerade die körperlich kleinen, eher zurückhaltenden Schulkinder (1. u. 2. Klasse) diese Einschränkung nicht erkennen ließen, dürfte die hier angestellte Vermutung wohl nur für einige, wenige Fälle zutreffen.
Vielmehr ist anzunehmen, daß die Entwicklung der Dynamikbreiten im Zusammenhang mit der Entwicklung der Halbtonumfänge steht. Allerdings ist hier einschränkend zu bemerken, daß in der Untersuchungssituation (Stimmfeldmessung), die Forderung, die Stimme sehr hoch und sehr tief einzusetzen, für die Kinder in der Meßsituation Vorrang gehabt haben könnte und von der Aufgabe, ganz laut oder ganz leise zu phonieren, abgelenkt hat. Wie bereits erwähnt, konnte eine geringe Korrelation zwischen dem Halbtonumfang-gesamt und der gesamten Dynamikbreite nachgewiesen werden. Bei Vernachlässigung der soeben beschriebenen möglichen einschränkenden Einflüsse während der Meßsituation wäre eine Interpretation dieser gegensätzlichen Entfaltung der beiden quantitativen Stimmerkmale als inverse Entwicklung möglich. Diese Vermutung würde allerdings bedeuten können, daß mit

zunehmendem Tonhöhenumfang die Dynamikbreite keine entsprechend große Rolle mehr für die Kommunikation spielt. Mit Entfaltung des Halbtonumfanges und dessen stärkerer Betonung würde also die Fähigkeit, sehr große Dynamikumfänge ausfüllen zu können, von eher untergeordneter Bedeutung sein. Es scheint nun jedoch nicht zulässig, einen Rückschluß auf die konkrete Sprechsituation zu ziehen und von verbesserter Melodieführung als wichtigerem Merkmal in der Kommunikation zu sprechen. Dies würde wiederum nahelegen, die Rückentwicklung dynamischer Mittel beim Sprechen als geradezu gesetzmäßig zu bezeichnen. Dieser zwar recht interessante Denkansatz muß aufgrund der zu machenden Einschränkungen, wie besonderer Meßsituation, geringer Probandenzahl oder nicht chronologischer Entwicklungsuntersuchung zumindest anhand dieser Untersuchung als nicht ausreichend begründbar gelten, zumal hörgestörte Kinder - wie mehrfach betont wurde - anderen kommunikativen Bedingungen unterliegen als normalhörende. Trotzdem wäre dessen Überprüfung ein interessanter Gegenstand zahlenmäßig ausgedehnterer Untersuchungen in der Zukunft.
Nicht vernachlässigt werden sollte in diesem Zusammenhang eine Erläuterung von Kittel (1984) bezüglich des Rückganges von Stimmstörungen im Kindesalter bei Normalhörigen mit dem Eintritt ins Schulalter: "Die Häufigkeit kindlicher Dysphonien ist im Vorschulalter mit 23 % besonders groß, bedingt durch noch mangelhafte muskuläre und nervale Differenzierung und fehlerhafte gegenseitige Abstimmung der Phonationsmuskulatur sowie durch den noch stimmlichen Mißbrauch des zum Schreien neigenden und noch unkontrolliert die Stimme einsetzenden Kindes. Im Schulalter mit dem allmählichen 'Zwangsschweigen' und der laryngealen Entwicklung gehen Stimmstörungen dann auf etwa 6% zurück". Der Wechsel von der Vorschuleinrichtung in die Schule bringt erfahrungsgemäß auch für die hörgestörten Kinder einige Veränderungen im Kommunikationsausmaß mit sich. An die vorgenannten Ausführungen anknüpfend, ist eine Interpretation im Sinne von ausbleibenden stimmlichen "Ausbrüchen" und damit einhergehender Rückbildung der großen Dynamikumfänge mit dem Eintritt ins Schulgeschehen durchaus auch für die hörgestörten Kinden eine mögliche Erklärung für die eingeschränkten Dynamikumfänge vor allem bei den jüngeren Schulkindern.

Der Vergleich mit den Ergebnissen älterer Untersuchungen zu Dynamikbreiten bei normalhörenden Kindern kann nur grob ausfallen, da für die einzelnen Altersgruppen keine entsprechenden Werte gefunden werden konnten. Glaze et al. (1990) ermittelten für das Alter von 5 bis 11 Jahren bei 97 Kindern beiden Geschlechtes eine durchschnittliche Dynamikbreite von 66 dB als Minimum bis zu 83 dB als Maximum. Die Messungen in der hier vorliegenden Arbeit für 81 Kinder im Alter von 3 bis 10 Jahren erbrachten ein durchschnittliches Minimum von 58,7 dB und ein Maximum von 92,7 dB. Das weist auf eine wesentlich größere Dynamikbreite von 34 dB im Gegensatz zu den vorgenannten Untersuchungen hin.

Die signifikanten Unterschiede bezüglich der kurvenspezifischen Dynamikveränderungen zwischen den normalhörenden und hörgestörten Kindern sind wohl aufgrund der viel größeren Halbtonumfänge zu erklären. Damit aus den Extremausgangssituationen der Stimmlippenstellung noch Schwingung hervorgerufen werden können, verändern sich mit zunehmender Höhe oder Tiefe die subglottischen Anblasedrücke. Aus diesem Grund verändern sich auch die Lautstärken der Töne. Die größeren kurvenspezifischen Dynamikbreiten können in diesem Sinne interpretiert werden.
Die großen Umfänge als Ausdruck auftretender Registerbrüche zu bewerten, muß abgelehnt werden, da rein auditiv keine ausgeprägten Registerunterschiede bemerkt wurden. Selbst dann, wenn der Verdacht eines Registerbruches, zumeist vom Mittel- ins Kopfregister vorlag, konnten keine erheblichen Dynamikveränderungen im Sinne von Registerbruchstellen registriert werden.

Bei der Bewertung der mittleren Klangkoeffizienten traten erwartungsgemäß ähnlich überraschende Phänomene wie bei den Dynamikbreiten auf. Insgesamt war der Klangkoeffizient bei den schwerhörigen Kindern am größten. In diesem Zusammenhang entspräche dies der Beschreibung von Jussen et al. (1994), die von verstärkter nasaler Stimmgabe bei hörgestörten Kindern berichten. Auch Arnold (1970) berichtet über offenes Näseln bei Schwerhörigkeit. Seeman (1969) spricht von erhöhter Autophonie. Das Prinzip der Verstärkung stimmhafter Anteile beim Sprechen - so auch der "nasalen Resonanz" - neben der Lautstärke könnte also mit dem Prinzip der Verstärkung der Eigenwahrnehmung übereinstimmen. Dies ist bei den schwerhörigen Kindern bekannt und konnte anhand der Ergebnisse dieser Untersuchung bestätigt werden. Die größeren Werte der mittleren Klangkoeffizienten sind im Normalfall neben dem eigentlichen Grundton Ausdruck einer klangvolleren Stimme. So ist auch nur deren Differenz zu den gehörlosen Kindern signifikant, nicht aber zu den normalhörenden Kindern, welche insgesamt eine normale klangvolle Stimme mit relativ starken Klangkoeffizienten besitzen.
Beim Vergleich zwischen den Kindergarten- und Schulkindern kam es nunmehr jedoch bei allen drei Hörbefundgruppen zu einer Verringerung des mittleren Klangkoeffizienten. Nur bei den normalhörenden Kindern ist die Differenz aber auch signifikant. Dies bedeutet, daß bei den zwei Hörgestörten-Gruppen der Unterschied zwischen den Kindergarten- und Schulkindern zufällig ist und vernachlässigt werden kann. Zur Interpretation des signifikanten Unterschiedes bei den normalhörenden Kindern wurde im Ergebnisteil die Altersabstufung nochmals verfeinert und Altersgruppen, welche 2 Lebensalter umfaßten, aufgestellt. Dabei zeigte sich, ähnlich wie bei den Dynamikumfängen, daß die mittleren Klangkoeffizienten wieder besonders bei den 7/8-jährigen Kindern als der jüngeren

Schulstufe sehr gering waren und zu den älteren, nämlich 5/6-jährigen Kindergartenkindern, einen signifikanten Unterschied zeigten. Wie schon bei den gesamten Dynamikbreiten scheint besonders diese Altersstufe stimmliche Veränderungen bezüglich der Dynamikgestaltung durchzumachen. Auch hier ist der Übergang vom "stimmintensiven" Kindergartenalter ins "stimmschonendere" Schulalter im erwähnten Sinne von Kittel als ein auslösender Faktor für die Verringerung der Intensität des mittleren Klangkoeffizienten in Betracht zu ziehen. Jedoch sollten hier in Zukunft stimmphysiologische Kehlkopf- und Stimmlippenuntersuchungen für dieses Alter eine aussagekräftigere Klärung des Phänomens bringen.

Was nun die mittleren Sprechstimmlagen betrifft, so bestätigen sich die in der Literatur gefundenen Ergebnisse und Ansichten bei den Untersuchungen zur vorgelegten Arbeit. Der Modalwert der normalhörenden Kindergartenkinder von "c1" entspricht etwa den Ergebnissen von Böhme u. Hecker (1970), die für 6-jährige Kinder den Wert von "c1" bis "cis1" angeben, sowie von Frank et al. (1979), die für die entsprechende Altersgruppe "c1", jedoch für die 3- bis 5-jährigen Kinder den höheren Wert von "d1" als Hauptsprechstimmlage maßen.
Ebenfalls konnte die Vertiefung im Schulalter auf "h", besonders bei den dann 9/10-jährigen Schulkindern, bestätigt werden.
Die Akzeleration konnte hier nicht nachgewiesen werden, da entsprechende Angaben älterer Literatur nicht gefunden wurden.

Die verbalen Beschreibungen von Stimmveränderungen bei hörgestörten Kindern (Seeman, 1969; Jussen et al., 1994) , wie die - im Gegensatz zu normalhörenden Kindern - situationsinadäquate vorrangig zu hohe, fast piepsende oder zu tiefe Stimme, konnten anhand der registrierten veränderten Sprechstimmlagen quantifiziert werden. Besonders die unterschiedlichen Ergebnisse beim Vergleich der mittleren Sprechstimmlagen zwischen Kindergarten- und Schulkindern machen die Einflüsse der Hörstörung auf die Sprechweise und den damit verbundenen Stimmeinsatz deutlich.
Grundsätzlich nimmt im Kindergartenalter mit zunehmendem Hörverlust die Verteilung der möglichen Sprechstimmlagen auf mehrere Tonhöhen zu. Weiterhin liegt eine größere Gruppe von schwerhörigen Kindern zum Teil mit "a" tiefer als die normalhörenden Kinder. Auch die gehörlosen Kinder zeigen diese tiefere Sprechstimmlage neben allerdings auch z. T. sehr hohen Werten bis "f1". Schon Jussen et al. (1994) berichten über die zum Teil sehr niedrigen Stimmen, deren Ursache sie einer zu geringen Spannung der Stimmlippen zuschreiben. Nicht zuletzt ist in diesem Zusammenhang jedoch wieder die Zufälligkeit der Stimmführung, wie sie Lindner (1957) beschreibt, zu nennen. Gekoppelt mit dem von Schär (1921) beschriebenen Phänomen, daß nämlich die hörgestörten Kinder

oft zu einer Tonhöhe tendieren, die von ihnen als angenehm empfunden wird, gelangt die Sprechstimmlage somit auch in etwas tiefere Lagen.
Vor allen Dingen sind bereits im Kindergartenalter jedoch die erwähnten höheren Sprechstimmlagen hörgestörter Kinder im Vergleich zu den normalhörenden Kindern auffällig, insbesondere bei den gehörlosen Kindern. Sie werden sicher durch die Sprechanstrengung zum einen und wohl auch durch die Zufälligkeit der Sprechtonhöhe zum anderen hervorgerufen. Ersteres hat Arnold (1970) im Zusammenhang mit der Beschreibung der "Taubstummen-Phonasthenie" verbalisiert. Durch übertriebene Artikulation wird dabei die Stimme in die Höhe getrieben. Ganz sicher trägt dazu aber auch die Erhöhung des subglottischen Druckes bei, der dadurch aufgebaut wird.
Mit zunehmendem Lebensalter werden die auslösenden Faktoren bei den schwerhörigen und gehörlosen Schulkindern nicht bedeutungslos, sondern wirken weiter auf die stimmliche Entwicklung ein. Die normalerweise einsetzende Vertiefung der mittleren Sprechstimmlage bleibt aus, ja es kommt sogar zu einer durchschnittlichen Erhöhung der mittleren Sprechstimmlage auf "d1". Von Essen (1954/55) geht beim hörgestörten Kind von einer Sprechmelodie aus, der jede situationsbezogene, typisch emphatische Melodieführung fehlt. Die Sprechtonhöhe bewegt sich somit nicht "sinnvoll", sondern folgt ihren physikalischen Gesetzmäßigkeiten, die durch Spannung an den Stimmlippen sowie subglottischen Anblasedruck gegeben sind und losgelöst von der Kommunikationssituation wirken. Auch ist dabei der Zwang zur Selbstwahrnehmung und die damit verbundene Erhöhung der Anstrengung als auslösender Faktor mit zu berücksichtigen. Mit steigendem Alter und wachsenden Anforderungen an die sprachlichen Äußerungen, besonders in Bezug auf deren Länge, potenzieren sich somit die Wirkungsgrade der auslösenden Faktoren von Veränderungen an quantitativen Stimmerkmalen, wie auch anhand des letztgenannten Stimmerkmals, der mittleren Sprechstimmlage, nachgewiesen werden konnte. Sicher sind dabei die genannten Faktoren nicht einzeln zu betrachten, sondern in ihrem Wirkungsmechanismus als Ursachengefüge zu bewerten.
Mit dem Quotienten aus relativer Sprechstimmlage und gesamtem Halbtonumfang "RS/HTU" ist die wichtige Bewertung möglich, ob eine Stimme zu hoch ist. Sie ist es in Übereinstimmung mit Schultz-Coulon (1975), wenn der Quotient den Wert von "0,25" übersteigt, was bei den gehörlosen Schulkindern mit einem Wert von 0,28 festzustellen war. Interessant ist die Beobachtung, daß der Wert bei den normalhörenden Kindern in der Schulzeit geringer ist als in der Kindergartenphase. Bei den schwerhörigen und gehörlosen Schulkindern ist er wiederum gößer als in der Kindergartenzeit. Er nähert sich bei den schwerhörigen Schulkindern mit 0,22 ebenfalls der zu hohen Sprechstimmlage. Sicherlich ist dabei zu bedenken, daß die Differenzen zwischen den Hörbefundgruppen zu Lasten der unterschiedlich großen Halbtonumfänge gehen, "doch kann dieser Quotient auch durch eine stark angehobene relative Sprechstimmlage vergrößert werden", wie Schultz-Coulon

bemerkt. Dies wurde im Rahmen dieser Arbeit bereits anhand der höheren Modalwerte der Sprechstimmlagen bei den hörgestörten Kindern nachgewiesen.

Anhand der hier registrierten und verglichenen quantitativen Stimmerkmale bei normalhörenden, schwerhörigen und gehörlosen Kindergarten- als auch Schulkindern konnte der starke Zusammenhang zwischen Hörvermögen und Stimmentwicklung deutlich nachgewiesen werden. Weiterhin konnte die stimmliche Entwicklung als eine sich mit zunehmendem Alter ausdifferenzierende Fähigkeit dargestellt werden. Daß dabei auch einige inverse Entwicklungen möglichen waren, wiederspiegelt die Erkenntnis, daß die Entfaltung stimmlicher Merkmale nicht nur eng mit dem Grad der Hörstörung sondern auch mit den äußeren, vor allem sozialen Bedingungen sowie der psychischen Beschaffenheit des Individuums verbunden ist. Insgesamt sollten das Verständnis und die Erkenntnisse über die Zusammenhänge bei der Stimmentwicklung hörgestörter und im besonderen gehörloser Kinder zur weiteren und intensiveren Beschäftigung mit der Stimme hörgeschädigter Kinder anregen, aber auch Mut machen, zur stimmtherapeutischen Arbeit mit hörgestörten Erwachsenen.

9 Zusammenfassung

Die vorliegende Arbeit gibt einen Überblick über quantitative Stimmerkmale bei 81 normalhörenden, 39 schwerhörigen und 59 gehörlosen Kindern, von denen sich 54 Kinder im Kindergartenalter und 125 Kinder im Grundschulalter befanden. Die quantitativen Stimmerkmale umfassen die Tonhöhenumfänge, angegeben in Halbtönen, die Dynamikbreite, angegeben in [dB], als auch deren Grenzwerte, weiterhin die mittlere Sprechstimmlage, deren Tonhöhe nicht frequenzanalytisch sondern auditiv anhand der Tonskala registriert und mit Hilfe des Quotienten "RS/HTU" bewertet wurde, sowie den mittleren Klangkoeffizienten, der quantitativer Ausdruck eines qualitativen frequenzbezogenen Stimmerkmals (maximale Lautstärke des "Sängerformanten") und damit der Tragfähigkeit einer Stimme ist und in [%] angegeben wird.

Zur Registrierung der Tonhöhenumfänge, der Dynamikbreite und des mittleren Klangkoeffizienten wurde die Stimmfeldmessung bei jedem normalhörenden und hörgestörten Kind durchgeführt. Die Stimmfeldmessung stellt eine wichtige und anerkannte Untersuchungsmethode der Stimme dar. Sie erlaubte die Registrierung des gesamten physiologischen Tonhöhenumfanges und der gesamten Dynamikbreite für jede mögliche Tonhöhe. Gleichzeitig war es durch entsprechende technische Ausstattung möglich, die Intensität des "Hohen Formanten" für jeden laut phonierten Ton zu registrieren.

Die hörgestörten Kinder wurden pädaudiologisch in schwerhörige und gehörlose Kinder unterteilt, da teilweise noch vorhandene Hörreste eine wesentliche Rolle für die Sprach- und Stimmentwicklung spielen. Zusätzlich wurden alle Kinder in Kindergarten- und Grundschulkinder aufgeteilt, gegebenenfalls erfolgte eine noch feinere Einteilung in zwei Jahre umfassende Altersgruppen.

Als ein Hauptresultat der vorliegenden Arbeit konnte anhand objektiver Ergebnisse die eingeschränkte oder veränderte Stimmentwicklung durch Hörbeeinträchtigung oder -verlust nachgewiesen werden.
So sind die Halbtonumfänge bei hörgeschädigten Kindern wesentlich geringer als bei normalhörenden Kindern. Sie werden mit zunehmendem Hörverlust immer kleiner. Bereits im Kindergartenalter ist dies zu bemerken. Größere Halbtonumfänge als im Kindergartenalter sind zwar auch bei den hörgestörten Kindern des Grundschulalters zu finden, doch sind sie geringer als bei normalhörenden Grundschulkindern. Es war sogar festzustellen, daß die Halbtonumfänge bei den hörgestörten Kindern des 9./10. Lebensjahres gleich oder sogar geringer waren als bei jüngeren hörgestörten Schulkindern. Die

Halbtonumfänge der normalhörenden Kinder waren im Vergleich zu vorliegenden Ergebnissen aus der Literatur wesentlich größer oder vergleichbar.
Mit den verringerten Halbtonumfängen verlagerten sich auch die Grenzwerte der Tonhöhenumfänge. Es zeigten sich sowohl im oberen als auch im unteren Bereich Einbußen, die mit zunehmendem Hörverlust immer stärker wurden.
Für die eingeschränkten Halbtonumfänge und die Einbußen im Bereich der entsprechenden Grenzwerte bei hörgestörten Kindern ist die unentwickelte Stimmleistung als Folge von ausbleibender Konditionierung aufgrund der Hörbeeinträchtigung beim Spracherwerb als Ursache anzusehen.
Dies trifft auch auf die Dynamikbreiten zu, die für das Kindergarten- und Grundschulalter bei hörgestörten Kindern geringer sind als bei normalhörenden Kindern. Interessant ist aber, daß die Dynamikbreiten besonders bei den älteren normalhörenden Kindern geringer sind als bei den jüngeren normalhörenden Kindern. Ein Grund könnte in der Untersuchungsdurchführung der vorliegenden Arbeit gesucht werden. Es könnte auch sein, daß sich mit Eintritt in das Schulalter durch das "Zwangsschweigen" in diesem Alter (Kittel, 1984) die Dynamik-Leistungen vermindern. Das "Wegbrechen" großer Dynamikbreiten könnte schließlich aber auch im Zusammenhang mit der Ausdifferenzierung der Tonhöhenumfänge und der weiteren sprachlichen und sprecherischen Fähigkeiten stehen.
Die Unterschiede bezüglich der kurvenspezifischen Dynamikveränderungen zwischen den normalhörenden und hörgestörten Kindern sind aufgrund der viel größeren Halbtonumfänge der normalhörenden Kinder zu erklären. Mit zunehmender Höhe oder Tiefe verändern sich die subglottischen Anblasedrücke, um in den Extremsituationen der Stimmlippenstellung noch relativ periodische Schwingungen hervorbringen zu können. Aus diesem Grund verändern sich auch die Lautstärken der Töne. Die größeren kurvenspezifischen Dynamikbreiten wurden in diesem Sinne interpretiert.
Der mittlere Klangkoeffizient ist bei den schwerhörigen Kindern aufgrund der durch die nutzbaren Hörreste hervorgerufenen verstärkten Selbstwahrnehmung am größten. Auch hier zeigte der Vergleich zwischen den Kindergarten- und Schulkindern bei normalhörenden Kindern eine deutliche Verringerung des mittleren Klangkoeffizienten. Besonders die jüngeren Grundschulkinder scheinen mit Eintritt in die Schule und der damit andersartigen Anforderungen an das Stimmorgan deutliche Stimmveränderungen durchzumachen.
Die Ergebnisse zu den mittleren Sprechstimmlagen von normalhörenden Kindern decken sich mit jenen in der Literaturdurchsicht gefundenen Angaben. Danach sinkt die mittlere Sprechstimmlage mit zunehmendem Alter. Die aus der Literatur bekannten Darlegungen zu Sprechstimmlagen bei hörgestörten Kindern konnten anhand der hier vorliegenden Ergebnisse zahlenmäßig und graphisch veranschaulicht werden. Besonders die unterschiedlichen Ergebnisse beim Vergleich der mittleren Sprechstimmlagen zwischen hörgestörten Kindergarten-

und Schulkindern machen die Einflüsse der Hörstörung auf die Sprechweise und den damit verbundenen Stimmeinsatz deutlich. Grundsätzlich nimmt im Kindergartenalter mit zunehmendem Hörverlust die Verteilung der Werte auf mehrere Tonhöhen zu. Einige hörgestörte Kinder zeigen zwar tiefere Sprechstimmlagen, deren Ursache in einer zu geringen Spannung der Stimmlippen, aber auch in der Zufälligkeit in der Stimmführung und in dem Phänomen, daß die hörgestörten Kinder oft zu einer Tonhöhe tendieren, die von ihnen als angenehm empfunden wird, zu suchen ist. Vor allem ist jedoch im Vergleich zu den normalhörenden Kindern die erhöhte Sprechstimmlage bei hörgestörten Kindern auffällig, die ganz besonders deutlich bei den gehörlosen Kindern beobachtet wird. Mit dem Quotienten aus relativer Sprechstimmlage und gesamtem Halbtonumfang konnte nachgewiesen werden, daß vor allem die gehörlosen Schulkinder zu hoch sprechen und die schwerhörigen Schulkinder zu einer zu hohen Sprechstimmlage tendieren. Es muß hierbei vom Wirkungsmechanismus eines Ursachengefüges von Sprechanstrengung, Zwang zur Selbstwahrnehmung und Zufälligkeit der Sprechtonhöhe ausgegangen werden. Die Sprechtonhöhe folgt oft nur ihren physikalischen Gesetzmäßigkeiten, die durch Spannung und Druck gegeben sind, und losgelöst von der Kommunikationssituation wirken.

Grundsätzlich ist zur statistischen Aussage bezüglich der quantitativen Stimmerkmale einschränkend zu bemerken, daß es wohl einer größeren Anzahl von Probanden bedürfte, um allgemeingültige Schlüsse ziehen zu können. In gleichem Sinne wäre eine Untersuchung der beurteilten Merkmale über einen längeren Zeitraum für die Einschätzung der Entwicklungsprozesse bei den genannten Kindern aussagekräftiger als allein der Vergleich zwischen den ja nicht identischen Kindergarten- und Schulkindern. Das jedoch hätte den zeitlichen Rahmen dieser Arbeit gesprengt.

10 Literaturverzeichnis

Airainer, R. a. F. Klingholz: Computer-assisted phonetography as a diagnostic aid in functional dysphonia. Laryngo Rhino Otol 70 (1991): 362-366.

Arndt, H.J. u. H. Leithäuser: Die mittlere Sprechtonhöhe bei jungen und alten Menschen. HNO (Berlin) 16 (1968): 114-116.

Arnold, G.-E.: Audiogene Dyslalie. In: Handbuch der Stimm- und Sprachheilkunde. Hg. R. Luchsinger u. G.E. Arnold. 2. Bd. Wien, New York: Springer, 1970. 559-590.

Asche, S.: Stimmfeldmessung in der phoniatrischen Praxis - Grundlagen, Normwerte, klinische Anwendung. Diss. MH Hannover, 1984.

Bagger, H.J.: Stimmuntersuchungen an Taubstummen. Arch Sprach-Stimmheilk. 1 (1937): 99-103.

Bartholomew, W.T.: A physical definition of „good voicequality" in the male voice. J Acoust Soc Am 6 (1934): 25-33.

Bauer, H. u. H. Ding: Der Stimmwechsel der Gehörlosen. Arch klin-exp Ohr-, Nas-, u. Kehlk-Heilk, Bd. 180 (Kongreßbericht 1962): 265-268.

Becker, R.: Sprechfertigkeit und Verständlichkeit gehörloser Sprecher: Möglichkeiten der Fehlerdarstellung über eine Lautsprachvisualisierung. Europäische Hochschulschriften/11; Bd. 522. Frankfurt/M., Berlin, Bern: Lang, 1993: 63.

Belov, I.-M., Kuks, E.-N. a. S.-K. Poliakova: Relation between comfortable loudness and maximal speech intelligibility in children with sensorineural hearing loss. Vestn-Otorinolaringol 3 (1992): 6-9.

Bennett, S.: A 3-year longitudinal study of school-aged children's fundamental frequencies. J Speech Hear Res 26 (1983): 137-142.

Berg van den, J.: Subglottal pressure and vibration of the vocal folds. Folia phoniat 9 (1957): 65 71.

Berg van den, J.: Myoelastic-aerodynamic theory of voice production. J Speech Hear Res 1 (1958): 227-244.

Biesalski, P.: Pädaudiologie. In: Phoniatrie und Pädaudiologie. Hg. P. Biesalski u. F. Frank. 2., neubearb. und erw. Aufl. Stuttgart, New York: Thieme, 1994. 48-134.

Bloothooft, G.: A computer controlled device for voice-profile registration. Proc Abstr IXth Congr Union Europ Phoniat, Amsterdam (1981): 83-85.

Böhme, G.: Stimm-, Sprech- und Sprachstörungen. Stuttgart: Fischer, 1974: 251.

Böhme, G. u. E. Rosse: Zur Häufigkeit, Altersverteilung, Therapie und Prognose von Stimmlippenknötchen. Folia phoniat 21 (1969): 121-128.

Böhme, G. u. G. Hecker: Gerontologische Untersuchungen über Stimmumfang und Sprechstimmlage. Folia phoniat 22 (1970): 176-184.

Boone, D.R.: Voice therapy for the deaf. In: The voice and the voice therapy. Hg. D. Boone. New Jersey: Prentice Hall, 1971: 156-160.

Bortz, J.: Statistik für Sozialwissenschaftler. 3., neu bearb. Aufl. Berlin, Heidelberg, New York, Tokyo: Springer-Verlag, 1989: 95; 345; 172.

Brankel, O., Harms, H., Orthmann, W. u. G. Rodenwald: Vergleichende phoniatrische, röntgenkymographische und ventilatorische Untersuchungen an hörenden und gehörlosen Versuchspersonen während der Ruhe und während des Sprechens. Phonetica 13 (1965): 162-176.

Breiner, H.L.: Das Verfahren zur mechanokutanen Schallvermittlung. Frankenthal: Pfalzinstitut Frankenthal, 1984: 2; 39.

Breiner, H.L.: Untersuchungen zur vibrotaktilen Wahrnehmung von Sprachlauten an der Körperoberfläche. Sprache-Stimme-Gehör 14 (1990): 18-25.

Breiner, H.L.: Hilfen für Hörgeschädigte in Orientierung an den sensorischen Bedingungen. In: Chancen für Hörgeschädigte - Hilfen aus internationaler Perspektive. Hg. H. Jussen u. W.H. Claußen. München/Basel: Reinhardt, 1991. 230-249.

Bühl, A. u. P. Zöfel: SPSS für Windows Version 6 - Praxisorientierte Einführung in die moderne Datenanalyse. Bonn, Paris: Addision-Wesley Publishing Company, 1994: 87; 236; 86; 165; 88; 212.

Büttner, M., Seidner, W. u. P. Eichhorn: Der "Klangkoeffizient" - ein beachtenswerter Parameter bei der Messung von Singstimmprofilen. Sprache-Stimme-Gehör 5 (1991): 135-138.

Calvet, J.: Courbe de l'enregistrement de l'intensité vocale chez l'homme. Bull Soc fr Phoniatr, Congrès de Paris (1950).

Calvet, J. e. Malhiac, D.: Courbes vocales et mue de la voix. J F O R L 1.2 (1952): 115-124.

Coleman, R.F.: Sources of variation in phonetograms. J Voice 7.1 (1993): 1-14.

Coleman, R.F., Mabis, J.H. a. J.K. Hinson: Fundamental frequency-SPL profiles of adult male and female voices. J Speech Hear Res 20 (1977): 197-204.

Coleman, R.F. a. J.B. Mott: Fundamental frequency and sound pressure level profiles of young female singers. Folia phoniat 30 (1978): 94-102.

Damsté, P.H.: The phonetogram. Pract Otorhinolaryngol 32 (1970): 185-187.

Dickopf, G.: Untersuchungen zur Stimmfeldmessung im klinischen und gesangspädagogischen Einsatz. Diss. MA Dresden, 1985: 38.

Dickopf, G., Flach, M., Koch, R. u. B. Kroemer: Varianzanalytische Untersuchungen zur Stimmfeldmessung. Folia phoniat 40 (1988): 43-48.

Dieroff, H.-G. u. C. Siegert: Tonhöhenverschiebung unter Lärmbelastung. Folia phoniat 18 (1966): 247-255.

Ding, H.: Der Phonator im Artikulationsunterricht Hörgeschädigter. Neuenburgweier: Schindele, 1972: 32.

Ding, H.: Spracherwerb bei Schwerhörigen. Hörgeschädigtenpädagogik 5 (1991): 284-291.

Ding, H.: Bemerkungen zum auralen Weg in der Sprachförderung gehörloser Kinder. Hörgeschädigte Kinder 30.2 (1993a): 66-73.

Ding, H.: Untersuchungen zur auditiven Sprachwahrnehmung Gehörloser. Hörgeschädigtenpädagogik 1 (1993b): 23- 35.

Eguchi, S., Tsuru, M. a. H. Ogata: Speech sound of the deaf children. J Otol Rhinol Laryngol Soc Jap 67 (1964): 992 - 998.

Eichel, H.W.: Der Stimmfeldindex, ein Vorschlag zur quantitativen Auswertung des Stimmfeldes für die Praxis. Sprache-Stimme-Gehör 12 (1988): 63.

Elliot, L.L. a. A.F. Niemöller: The role of hearing in controlling voice fundamental frequency. Int Audiol 9 (1970): 47-52.

Erber, N.P.: Speech perception by hearing-impaired children. In: Amplification in education. Hg. F.H. Bess, Freeman a. Sinclair. Washington: 1981. 69-88.

Essen, O.v.: Sprechmelodie bei Normalhörigen und Gehörlosen. Wiss Z Univ Berlin 4 (1954/55): 135.

Essen, O.v.: Allgemeine und angewandte Phonetik. 5., neubearbeitete und erweiterte Auflage, Berlin: Akademie-Verlag, 1979: 205.

Ey, W.: Vergleichende sprachanalytische Untersuchungen mittels der Sonographie an normalhörenden, hörrestigen und gehörlosen Schulkindern. Arch klin-exp Ohr-, Nas- u. Kehlk-Heilk 180 (1962): 245-250.

Fairbanks, G.: An acoustical study of the pitch of infant hunger wails. Child Development 13 (1942): 227-232.

Flatau, Th. u. H. Gutzmann: Die Stimme des Säuglings. Arch Laryngol 20 (1907): 139-151.

Flatau, Th. u. H. Gutzmann: Die Singstimme des Schulkindes. Arch Laryng Rhin 20 (1908): 327-348.

Fletcher, S.G.: Seeing speech in real time. IEEE-Spectrum 4 (1982): 42-45.

Frank, F. u. M. Sparber: Stimmumfänge bei Erwachsenen aus neuer Sicht. Folia phoniat 22 (1970a): 403-412.

Frank, F.: Hygiene, Altersabhängigkeit und Störungen der Singstimme. Phoniatrie-Pädaudiologie. Hg. P. Bielsalski u. F. Frank. 2., neubearb. und erw. Aufl. Stuttgart, New York: Thieme, 1994. 270-312.

Frank, F. u. M. Sparber: Stimmumfänge bei Kindern aus neuer Sicht. Folia phoniat 22 (1970b): 397-402.

Frank, F. u. M. Sparber: Die Prämutationsstimme, die Mutationsstimme und die Postmutationsstimme. Folia phoniat 22 (1970c): 425-433.

Frank, F., Kallinger, I., Sparber, M. u. A. Vajda: Neue Erkenntnisse über Stimmumfänge bei drei- bis fünfjährigen Kindern bzw. bei Kindergartenkindern. Sprache-Stimme-Gehör 3 (1979): 167-170.

Frank, F. u. L. Tesarek: Neue Erkenntnisse über Stimmumfänge bei sechsjährigen Kindern. Sprache-Stimme-Gehör 4 (1980): 147-149.

Froeschels, E.: Untersuchungen über die Kinderstimme. Zbl Physiol 34 (1920): 476-484.

Froeschels, E.: Die mittlere Sprechtonhöhe bei bei jungen und alten Menschen. HNO (Berlin) 17 (1969): 14.

Gärtner, H.M.: Der Stimmumfang der Kinder im volksschulpflichtigen Alter. Z Musik 96 (1929): 449-454.

Gerber, U. u. J. Köhler: Untersuchungen zum kindlichen Stimmumfang. unveröffentlichtes Manuskript. Jena 1974: 3.

Giger, H.L.: Die Bedeutung der Stimmfeldmessung in der phoniatrischen Praxis. Aktuelle Probleme der Otorhinolaryngologie. ORL 7 (1984): 227-234.

Glaze, L.E., Bless, M.D. a. R. Susser: Acoustic analysis of vowel and loudness differences in children's voice. J voice 4 (1990): 37-44.

Gless, D.: Untersuchungen über die Singefähigkeit bei Schulanfängern zum Zeitpunkt des Schulbeginns und über die Möglichkeiten, die Singefähigkeit bei falschsingenden Schulanfängern zu entwickeln. Diss. Leipzig, 1970: 7; 28.

Gramming, P., Sundberg, J., Leanderson, R. a. W.H. Perkins: Relationsship between change in voice pitch and loudness. J voice 2 (1988): 118-126.

Gramming, P., Sundberg, J. a. L. Akerlund: Variability of phonetograms. Folia phoniat 43.2 (1991): 79-92.

Gross, M.: Stimmfeldmessung, eine objektivere Methode der Stimmdiagnostik. Sprache-Stimme-Gehör 4 (1980): 100-101.

Gross, M.: Die Stimmfeldmessung, eine Untersuchungsmethode für die HNO-ärztliche Praxis. Laryng Rhinol 60 (1981): 36-38.

Grützmacher, N.: Eine neue Methode der Klanganalyse. Elektr Nachr Techn 4 (1927): 533-545.

Hacki, T.: Die Beurteilung der quantitativen Sprechstimmleistungen. Folia phoniat 40 (1988): 190-196.

Hacki, T.: Neue Möglichkeiten der Diagnostik in der Stimmphysiologie und -pathologie mittels Sprech- und Stimmfeldmessungen, sowie der Elektroglottographie. Habilitationsschrift. Hannover, 1989.

Hacki, T.: Die Untersuchung der Crescendophonation- eine Funktionsprüfung zur Differentialdiagnose. In: Differentialdiagnostische Möglichkeiten bei Dysphonien. Symposium Erlangen 1990. Hg. U. Eysholdt. Göttingen: Phoniatrie, 1990, 35-38.

Hacki, T.: Die Untersuchung und diagnostische Bedeutung der Rufstimmproduktion. In: Aktuelle phoniatrisch-pädaudiologische Aspekte 1993 (Festschrift Prof. Dr. med. R.H. Loebell gewidmet). Hg. T. Hacki. Berlin: Renate Gross, 1991. 182-189.

Handzel, L.: Acoustic analysis of vowels in deaf children, by means of the "visible speech" apparatures. Folia phoniat 8 (1956): 237-246.

Hartlieb, K.: Der Umfang der Jugendstimme. Folia phoniat 9 (1957): 225-237.

Hell, F.J.: Physiologische und musikalische Untersuchungen über die Singstimme der Kinder. Arch Stimm- Sprachheilk 2 (1938): 65-102.

Heike, G., Philipp, J.E. u. S. Hilger: Computergrafikdarstellung von Artikulationsbewegungen zur Unterstützung des Artikulationstrainings. Sprache-Stimme-Gehör 10 (1986): 4-8.

Heinemann, M. u. H. Gabriel: Möglichkeiten und Grenzen der Stimmfeldmessung - Vorstellung des Heiserkeitsfeldes als Ergänzung der Methode. Sprache-Stimme-Gehör 6 (1982): 37-42.

Hirano, M, Kurita, S. a. T. Nakashima: The structure of the vocal folds. In: Vocal fold physiology. Hg. K. Stevens u. M. Hirano. Tokyo: University of Tokyo Press, 1981. 33-43.

Hollien, H.: Vocal fold thickness and fundamental frequency of phonation. J Speech Hear Res 5 (1962): 237-243.

Hollien, H. a. J.F. Curtis: A laminagraphic study of vocal pitch. J Speech Hear Res 3 (1960): 361-371.

Hollien, H., Brown, W.S., jr. a. K. Hollien: Vocal fold length associated with modal, falsetto and varying intensity phonations. Folia phoniat 23 (1971): 66-78.

Holm, C.: Phoniatrische Gesichtspunkte zum Sprechen hörgeschädigter Kinder. La Surdite du premier Age. Besancon: Editions Camponovo, 1969. 290-296.

Holm, M.: Vibratorische Sprachvermittlung in der Frühspracherziehung resthöriger und gehörloser Kleinkinder. Hörgeschädigtenpädagogik 41 (1987): 236-242.

Holm, M.: Fühlen statt Hören?. Hörgeschädigte Kinder (1988): 210-214.

Holm, M.: Die Stimme des Hörgeschädigten- eine logopädische Herausforderung. Int. Symposium Bad Rappenau 1990. In: Die Krankheit der Stimme - die Stimme der Krankheit. Hg. H. Gundermann. Stuttgart, Jena, New York: Gustav Fischer, 1990. 75-78.

Holm, M.: Erfahrungen und Überlegungen zur Wechselwirkung von Hören - Sprechen - Stimme in der Frühförderung hörgeschädigter Kinder. In: Int. Symposium Hohenems Hg. Stiftung zur Förderung körperbehinderter Hochbegabter. Liechtenstein, 1991. 96-117.

Holtmann, J.: Quantitative Stimmfeldmessung bei solistischen Knabenstimmen (Tölzer Knabenchor). Diss. Univ. München, 1986: 44; 28; 30.

Isshiki, N.: Regulatory mechanism of voice intensity variation. J Speech Hear Res 7 (1964): 17-29.

Jolk, A.: Die computergestützte Auswertung des Stimmfeldes. Diss. Univ. München, 1989: 26; 71.

Jussen, H., Kloster-Jensen M. u. K.H. Wisotzki: Lautbildung bei Hörgeschädigten. 3., überarb. Aufl. Berlin: Marhold, 1994: 84; 162; 158.

Kittel, G.: Dysphonien im Kindesalter. Laryngo-Rhino-Otol 63 (1984): 208-211.

Kittel, G. u. L. Hecht: Der erste Schrei - frequenzanalytische Untersuchungen. Sprache-Stimme-Gehör 1 (1977): 151-155.

Klingholz, F.: Die Akustik der gestörten Stimme. Stuttgart, New York: Thieme, 1986: 90.

Klingholz, F.: Das Stimmfeld. München: Peperny, 1990: 10.

Klingholz, F.: Welchen Wert hat die Messung des "Sängerformanten" in der Phoniatrie? Laryngo Rhino Otol 71 (1992): 581-583.

Klingholz, F. u. F. Martin: Die quantitative Auswertung der Stimmfeldmessung. Sprache-Stimme-Gehör 7 (1983): 106-110.

Klingholz, F., Martin, F. u. A. Jolk: Die Bestimmung der Registerbrüche aus dem Stimmfeld. Sprache-Stimme-Gehör 9 (1985): 109-111.

Klingholz, F., Martin, F. u. A. Jolk: Das dreidimensionale Stimmfeld. Laryngo Rhino Otol 65 (1986): 588-591.

Kloster-Jensen, M. u. H. Jussen: Lautbildung bei Hörgeschädigten, Abriß einer Phonetik. Berlin: Marhold, 1970: 103.

Komiyama, S.: Phonogram. A new method evaluating voice characteristics. Otologia (Fukuoka) 18 (1972): 428-440.

Komiyama, S., Watanabe, H. a. S. Ryu: Phonographic relationship between pitch and intensity of the human voice. Folia phoniat 36 (1984): 1-7.

Koyama, T., Kawasaki, M. a. J.H. Ogura: Mechanics of voice production. Regulation of vocal intensity. Laryngoscope 3 (1969): 337-354.

Laufer, M. a. I. Horii: Fundamental frequency characteristics of infant non-distress vocalization during the first 24 weeks. J Child Lang 4 (1977): 171-182.

Levitt, H.: Acoustic and perceptual characteristics of the speech of deaf children. J Acoust Soc Am 52.1 (1972): 158-159.

Levitt, H., Smith, C.R. a. H. Stromberg: Acoustic, articulatory and perceptual characteristics of the speech of deaf children. Preprints, Speech Comm Semin (Stockholm) 4 (1974): 129-139.

Lindner, G.: Die Tonhöhenbewegungen in der Sprechweise gehörloser Schulkinder der letzten Grundschuljahre. Diss. Humboldt-Univ. Berlin, 1955: 63; 64.

Lindner, G.: Untersuchungen über die Stimmlage der Gehörlosen. Die menschliche Stimme, Hamburg (1957): 91-98.

Lindner, G.: Über den zeitlichen Verlauf der Sprechweise bei Gehörlosen. Folia phoniat 14 (1962): 67-76.

Lindner, G.: Der Einfluß der Vokaldauer auf die Sprachverständlichkeit bei Hörgeschädigten. Phonetica 13 (1965): 65-68.

Lindner, G.: Grundlagen und Anwendung der Phonetik. Berlin: Akademie-Verlag, 1981: 247.

Lindner, G.: Produktion und Perzeption von Äußerungen. In: Einführung in die Sprechwissenschaft. Hg. Autorenkollektiv unter Leitg. v. H. Stelzig. 3., neubearbeitete Auflage. Leipzig: Bibliographisches Institut, 1982. 15-61.

Lubé, D.: Sprechenlernen und Gebärden. Hamburg: Signum, 1991: 36.

Luchsinger, R.: Beitrag zur stroboskopischen Registrierung der Stimmstärke. Pract Oto Rhino Laryng 8 (1946): 436-440.

Luchsinger, R.: Physiologie der Stimme. Referat bei den Verhandlungen der Internationalen Gesellschaft für Phoniatrie und Logopädie. Zürich 1953: 106.

Maddern, B.R., Campbell, T.F. a. S. Stool: Pediatric voice disorders. Otolaryng Clin N Am 24.5 (1991): 1125-1140.

Mártony, J.: Studies on the speech of the deaf. Speech Transmission Laboratory - Qarterly Progress and Status Report (1965): 16-24.

McGarr, N.S. a. K.S. Harris: Articulary control in a deaf speaker. Speech of the Hearing Impaired Hg. I. Hochberg, H. Levitt a. M.J. Osberger. Baltimore, Maryland: University Park Press, 1983. 75-96.

McGarr, N.S. a. M.J. Osberger: Pitch deviancy and intelligibility of deaf speech. J Comm Dis 11 (1978): 237-247.

McGlone, R.E.: Vocal pitch characteristics of children aged one to two years. Speech monogr 33 (1966) 178-181.

Meinhold, G. u. E. Stock: Phonologie der deutschen Gegenwartssprache. Leipzig: Bibliographisches Institut, 1982: 228.

Mitrinowicz, A.: Modification de la respiration chez les sourds-muets atteints de troubles de la parole. Rev Fr Phoniat 5 (1937): 209.

Morosow, W.P.: Biofisitscheskije osnowi voklanoi retschi. Leningrad: Nauka, 1977.

Nadoleczny, M.: Physiologie der Stimme und Sprache. Handbuch der HNO-Heilkunde; Bd.1. Hg. A. Denker u. O. Kahler. Berlin, München: Springer u. Lehmann, 1925. 621-680.

Neppert, J.M.H.: Funktionsgeschichtlicher Abriß der Entwicklung von apparativen Sprechunterrichtshilfen. Hörgeschädigtenpädagogik 43 (1989): 208-220.

Netsell, R.: The acquisition of speech motor control: A perspective with directions for research. In: Language behavior in infancy and childhood. Hg. R. Stark. Amsterdam: Elsevier-North Holland, 1981. 127-156.

Oordt, v. H.W.A. a. H.A. Drost: Development of the Frequency Range of the Voice in Children. Folia phoniat 15 (1963): 289-298.

Orthmann, W.: Atmungsprobleme bei gehörlosen Kindern. Neue Blätter für Taubstummenbildung 15 (1961): 225-239.

Osberger, M.J. a. H. Levitt: The effect of timing errors on the intelligibility of deaf children´s speech. J Acoust Soc Am 66 (1979): 1316-1324.

Osberger, M.J. a. N.S. McGarr: Speech production characteristics of the hearing impaired. Speech Lang 8 (1982): 221-183.

Pahn, J., Dahl, D. u. E. Pahn: Der Stimmschalldruck als Tauglichkeitskriterium für pädagogische Berufsgruppen. HNO-Praxis (Leipzig) 3 (1976): 180-185.

Pardo, J.M.: Vocal tract shape analyses for children. IEEE-Transactions on Acoustic, Speech and Signal Processing 7 (1982): 763-766.

Paulsen, E.: Die Singstimme im jugendlichen Alter und der Schulgesang. Kiel: Gnevkow u. v. Gellhorn, 1900.

Pedersen, M.F., Lindskov Hansen, T., Lindskov Hansen, H. u. E. Munk: A phonetograph for use in clinical praxis. Acta oto laryngol 412 (1984): 138.

Pedersen, M.F., Schutte, H.K., Frokjaer-Jensen, B., Hacki, T., Paubst, F. u. H. Linskov Hansen: Standardizing Phonetography. Abstract, XXIIIrd World Congress IALP. Cairo (1995): 97.

Pétursson, M. u. J. Neppert: Elementarbuch der Phonetik. 2., durchges. u. erw. Auflage. Hamburg: Buske, 1996.

Pfau, W.: Klassifizierung der menschlichen Stimme. HNO Zwanglose Schriftenreihe. Hg. A. Herrmann u. H. Jakobi. Leipzig: Barth, 1973: 32-39.

Poenicke, K.: Duden- Die schriftliche Arbeit. 2., verbes. Aufl. Mannheim, Leipzig, Wien, Zürich: Dudenverlag, 1989.

Rauhut, A., Stürzebecher, E., Wagner, H. u. W. Seidner: Messung des Stimmfeldes. Folia phoniat 31 (1979): 119-124.

Reker, U.: Stimmfeldmessung in der HNO-Praxis. HNO 38 (1990): 349-354.

Reker, U u. U. Wesselmann: Probleme der objektiven Stimmbeurteilung. In: Die Krankheit der Stimme - Die Stimme der Krankheit. Hg. H. Gundermann. Stuttgart, Jena, New York: Fischer, 1991. 177-179.

Ringel, R. a. D. Kluppel: Neonatal crying: A normative study. Folia phoniat 16 (1964): 1-9.

Robb, M.P. a. J.H. Saxman: Developmental trends in vocal fundamental frequency of young children. J Speech Hear Res 28 (1985): 421-427.

Röhrs, M.: Kindliche Hörstörungen. Differentialdiagnose von Sprach-, Stimm- und Hörstörungen. Hg. W. Pascher u. H. Bauer. Stuttgart, New York: Thieme, 1984. 334-367.

Ruoß, M.: Kommunikation Gehörloser. Arbeiten zur Theorie und Praxis derRehabilitation in Medizin, Psychologie und Sonderpädagogik; Bd. 38. Hg. A. Rett, Bern, Göttingen, Toronto, Seattle: Huber, 1994: 193.

Ruoß, M.: Ersatzreize in der Gehörlosenpädagogik. Zur kognitiven Verarbeitung visueller und taktiler Ersatzschallreize. Sprache-Stimme-Gehör19 (1995): 35-42.

Schär, A.: Untersuchungen über die Tonhöhenbewegung in der Sprache des Taubstummen. Vox 31 (1921): 62-69.

Schilling, A. u. K. Karthaus: Entwicklungsbeschleunigung und Stimmwechsel. HNO (Berlin) 9 (1960/61): 271-275.

Schulte, F. J., Roesler, H. u. H. Ding: Akusto-vibratorische Kommunikationshilfe. Kettwig: Hörgeschädigte Kinder, 1969: 17.

Schultz-Coulon, H.-J.: Bestimmung und Beurteilung der mittleren Sprechstimmlage. Folia phoniat 27 (1975): 375-386.

Schultz-Coulon, H.-J.: Zur Bedeutung der kinästhetisch-reflektorischen Phonationskontrolle für die Genauigkeit der Stimme. Folia phoniat 28 (1976): 335-348.

Schultz-Coulon, H.-J.: Die Diagnostik der gestörten Stimmfunktion. Arch otorhinolaryngol 227 (1979): 1-169.

Schultz-Coulon, H.-J.: Zur routinemäßigen Messung der stimmlichen Reaktion im Lärm. Sprache-Stimme-Gehör 4 (1980): 28-34.

Schultz-Coulon, H.-J.: Stimmfeldmessung. Berlin, Heidelberg, New York, London, Paris, Tokyo, Hong Kong, Barcelona: Springer, 1990: 21; 19.

Schultz-Coulon, H.-J. u. C.-P. Fues: Der Lombard-Reflex als Stimmfunktionsprüfung. HNO (Berlin) 24 (1976): 200-204.

Schultz-Coulon, H.-J., Battmer, R.-D. u. H. Riechers: Der 3-kHz-Formant - Ein Maß für die Tragfähigkeit der Stimme? I. Die untrainierte Normalstimme/II. Die trainierte Singstimme. Folia phoniat 31 (1979): 291-313.

Schultz-Coulon, H.-J. u. S. Asche: Das "Normstimmfeld". Sprache-Stimme-Gehör 12 (1988): 5-8.

Schultz-Coulon, H.-J. u. F. Klingholz: Objektive und semiobjektive Untersuchungsmöglichkeiten der Stimme. In: Objektive und semiobjektive Untersuchungsmöglichkeiten von Stimme, Sprache und Gehör, Hg. G. Kittel u. B. Schürenberg. Köln: Deutscher Ärzte Verlag, 1988. 1-90.

Schutte, H.K.: Over het Fonetogram. Logopedie en Foniatrie 47 (1975): 82-92.

Schutte, H.K.: Untersuchungen von Stimmqualitäten durch Phonetographie. HNO-Praxis (Leipzig) 5 (1980): 132-139.

Schutte, H.K.: Neue Entwicklungen in der Stimmphysiologie. In: Differentialdiagnostische Möglichkeiten bei Dysphonien. Symposium Erlangen 1990. Hg. U. Eysholdt . Göttingen: Phoniatrie, 1990. 9-13.

Schutte, H.K.: Stimme - Physiologische Grundlagen. In: Lehrbuch der Phoniatrie und Pädaudiologie. 3., völlig neubearbeitete und erweiterte Auflage. Hg. J. Wendler, W. Seidner, G. Kittel u. U. Eysoldt. Stuttgart, New York: Thieme, 1996: 44-68.

Schutte, H.K. a. W. Seidner: Recommendation by the Union of European Phoniatricians (UEP): Standardizing Voice Area Measurement/ Phonetography. Folia phoniat 35 (1983): 286-288.

Sedlácek, K.:Le timbre de la voix des enfants sourds. In: La surdite du premier Age. Besancon: Editions Camponovo, 1969. 313-319.

Sedláckovà, E.: Données stroboscopiques en relation avec le dévelopment de la voix des enfants. Folia phoniat 13 (1961): 81-92.

Sedláckovà, E.: Das spektrographische Bild der stimmlichen Äußerungen der hörgeschädigten Kinder. In: La surdite du premier Age. Besancon: Editions Camponovo, (1969). 306-312.

Seeman, M.: Sprachstörungen bei Kindern. 3., überarb. Aufl. Berlin, Jena: Volk und Gesundheit, 1969: 211-214; 243-245.

Seidner, W.: Objektive Qualitätsbeurteilung der Stimme mittels Dynamikmessungen. Z Klin Med 40.20 (1985): 1522-1525.

Seidner, W., Wendler, J., Wagner, H. u. A. Rauhut: Spektrales Stimmfeld. HNO-Praxis (Leipzig) 6 (1981): 187-191.

Seidner, W. u. H.K. Schutte: Standardisierung Stimmfeldmessung. HNO-Praxis (Leipzig) 7 (1982): 305-307.

Seidner, W., Krüger, H. u. K.-D. Wernecke: Numerische Auswertung spektraler Stimmfelder. Sprache-Stimme-Gehör 9 (1985): 10-13.

Seidner, W., Schutte, H.K., Nawka, T. u. P. Eichhorst: Zur praktischen Bedeutung der Messung hoher Formantpegel bei der phoniatrischen Stimmbeurteilung. Laryngo-Rhino-Otol 74 (1995): 254-258.

Shibano, T.: The articulation score of deaf children and related factors. J Oto-Rhino-Laryng Soc Jap (1966): 829-858.

Siegert, C.: Bemerkungen zum stroboskopischen Bild bei Kindern. HNO (Berlin) 20.6 (1972): 181-184.

Siegert, C., Baldauf, J. u. B. Beyer: Über Erfahrungen mit der "Voxfunktionsmustermethode" in der phoniatrischen Praxis unter besonderer Berücksichtigung der Feinklassifizierung und Stimmbelastungstests. Sprache-Stimme-Gehör 13 (1989): 1-4.

Smith, C.R.: Residual hearing and speech production in deaf children. J Speech Hear Res 18 (1975): 795-811.

Sonninen, A.: Über die Beteiligung der äußeren Kehlkopfmuskeln an der Längeneinstellung der Stimmlippen beim Singen. Folia phoniat 10 (1958): 5-29.

Spieker-Henke, M.: Erhebungen über Atem-, Stimm- und Sprechverhalten bei 4- bis 7jährigen. XVIth Int. Congr .Logopedics and Phoniatrics, Interlaken (1974): 454-461.

Stathopoulos, E.T., Felson-Duchan, J., Sonnenmeier, R.M. a. N.V. Bruce: Intonation and pausing in deaf speech. Folia phoniat 38 (1986): 1-12.

Stecher, A.J.: Die quantitative Bewertung trainierter und untrainierter menschlicher Stimmen im Stimmfeld. Diss. München, 1983: 9.

Stock, E. u. C. Zacharias: Deutsche Satzintonation. 3., überarb. Auflage. Leipzig: Verlag Enzyklopädie, 1982: 18.

Stone, R.E., jr., Bell, C.J. a. T.D. Clack: Minimum intensity of voice at selected levels within pitch range. Folia phoniat 30 (1978): 113-118.

Streubel, H.-G.: Grundlagen der sprechwissenschaftlichen Beurteilung des Stimmstatus. In: Die Behandlung der gestörten Sprechstimme - Stimmfunktionstherapie. Hg. E.-M. Pfau u. H.-G. Streubel. Leipzig: Thieme, 1982: 25-63.

Stürzebecher, E., Wagner, H., Becker, R. u. W. Seidner: Einrichtung zur simultanen Registrierung von Stimmfeld und hohem Sängerformant. HNO-Praxis (Leipzig) (1982): 223-226.

Sundberg, J.: Formant structure and articulation of spoken and sung vowels. Folia phoniat 22 (1970): 28-48.

Sundberg, J.: The source spectrum in professional singing. Folia phoniat 25 (1973): 71-90.

Sundberg, J.: Articulatory interpretation of the "singing formant". J Acoust Soc Am 55 (1974): 838-844.

Timcke, R., Leden, H. a. P. Moore: Laryngeal vibrations: Measurements of glottic wave. Arch Otolaryng 68 (1958): 1-49.

Trendelenburg, W. u. E. Franz: Untersuchungen an schnellveränderlichen Schallvorgängen. Z Techn Phys 16 (1935): 513-516.

Vogelsanger, G. T.: Experimentelle Prüfung der Stimmleistung beim Singen. Folia phoniat 4 (1954): 193-227.

Waar, C.H. a. P.H. Damsté: Het Fonetogram. Logop en Foniat 40 (1968): 198-201.

Watanabe, H., Komiyama, S., Ryu, S. a. S. Kannae: A newly designed automatic phonometer. Agressol 25 (1984): 1035-1037.

Wendler, J.: Die Bedeutung der Stimmstärke bei der stroboskopischen Untersuchung. Folia phoniat 19 (1967): 73-88.

Wendler, J., Seidner, W., Kittel, G. u. U. Eysoldt: Lehrbuch der Phoniatrie und Pädaudiologie. 3., völlig neubearbeitete und erweiterte Auflage. Mit Beiträgen von J. Hanson... Stuttgart, New York: Thieme, 1996: 77, 100.

Whitehead, R.L.: Some respiratory and aerodynamic patterns in the speech of the hearing impaired. Speech of the Hearing Impaired. Hg I. Hochberg, H. Levitt a. M.J. Osberger. Baltimore, Maryland: University Park Press, 1983: 97-116.

Winckel, F.: Physikalische Kriterien für objektive Stimmbeurteilung. Folia phoniat 5 (1953): 232-252.

Winckel, F.: How to measure the effectiveness of stage singers voice. Folia phoniat 23 (1971): 228-233.

Wirth, G.: Sprachstörungen, Sprechstörungen, kindliche Hörstörungen. 3., völlig neubearb. Auflage. Köln: Deutscher Ärzte-Verlag, 1990: 225.

Wolfe, S., Stanley, D. a. W. Sette: Quantitative studies of the singing voice. J Acoust Soc Am 6 (1935): 255-266.

Wuttke, M.: Untersuchungen zum Einfluß der Sprechstimmfunktion der Kindergärtnerin auf Stimmgebrauch und Aufmerksamkeit der Kinder. Diss. Halle, 1988: Thesen S.5.

Zaliouk, A.: Falsetto Voice in Deaf Children. Curr Prob Phoniat Logop (1960): 217-226.

Zenker, W. u. A. Zenker: Über die Regelung der Stimmlippenspannung durch die von außen eingreifenden Mechanismen. Folia phoniat 12 (1960): 1-36.

Marco W. Battacchi / Thomas Suslow / Margherita Renna

Emotion und Sprache

Zur Definition der Emotion und ihren Beziehungen zu kognitiven Prozessen, dem Gedächtnis und der Sprache

Frankfurt/M., Berlin, Bern, New York, Paris, Wien, 2., durchgesehene Auflage 1997. 141 S., 2 Abb.
ISBN 3-631-32349-2 · br. DM 49.–*

Die Elemente derzeitiger Emotionsdefinitionen werden unter Anwendung des „As well as"-Ansatzes zu einem umfassenden Bild des Phänomens „Emotion" geordnet. Es wird Stellung genommen zu drei Momenten der Beteiligung kognitiver Prozesse an Emotionen, die bisher wiederholt verkannt wurden. Das Verhältnis Emotion-Gedächtnis wird anhand der Effekte des stimmungsabhängigen Erinnerns und der Stimmungskongruenz dargestellt. Es werden die Bedingungen des Erwerbes des Emotionsvokabulars und die Rolle der Emotionen in Hinblick auf Funktionen und Bedeutungen der Sprache erörtert. Unter Bezugnahme auf das Mannheimer Modell der Sprachbildung und das emotionale assoziative Netzwerk wird ein prototheoretischer Ansatz zum Einfluß von Emotionen auf den Inhalt spontaner Sprachproduktionen entwickelt. Die affektive Sprachinhaltsanalyse wird als Methode zur Messung von Zustandsemotionen vorgestellt.

Aus dem Inhalt: Emotionsdefinition · Verhältnis von Emotion und Kognition · Funktionen und Bedeutungen der Sprache · Stimmungsabhängiges Gedächtnis · Einfluß der Emotionen auf das Sprechen · Affektive Sprachinhaltsanalyse

FSC
www.fsc.org
MIX
Papier | Fördert gute Waldnutzung
FSC® C083411

Kolibri 360 GmbH
Ferdinand-Jühlke-Straße 7
99095 Erfurt, Deutschland
produktsicherheit@kolibri360.de

Druck:
CPI Druckdienstleistungen GmbH
im Auftrag der
Kolibri 360 GmbH
Ferdinand-Jühlke-Str. 7
99095 Erfurt